Artista de Maquillaje

GRÁFICOS FACIALES

Cuaderno de Práctica

De Principiante a Avanzado

Niky Jadesson

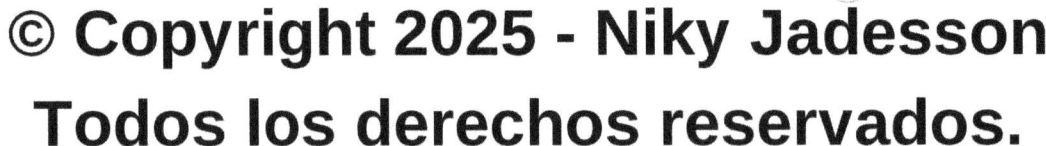

© Copyright 2025 - Niky Jadesson
Todos los derechos reservados.

Ninguna parte de este libro puede ser reproducida, almacenada en un sistema de recuperación ni transmitida en ninguna forma o por ningún medio - electrónico, mecánico, fotocopia, grabación u otro - sin el permiso previo por escrito del autor o del editor.

Aviso Legal:

Esta publicación está protegida por la ley de derechos de autor. Está destinada únicamente para uso personal, educativo y no comercial. Copiar, modificar, vender o distribuir cualquier parte de este libro sin el consentimiento por escrito está estrictamente prohibido.

Descargo de responsabilidad:

Este cuaderno ha sido creado con fines educativos y de práctica creativa. Aunque se ha hecho todo lo posible para proporcionar información precisa y útil, el autor y el editor no garantizan resultados ni logros específicos. El material presentado es de carácter general y no debe considerarse como asesoramiento profesional. Se recomienda al lector ejercer su propio criterio. El autor y el editor rechazan cualquier responsabilidad derivada del uso de este libro.

¡Gracias por respetar los derechos del creador!

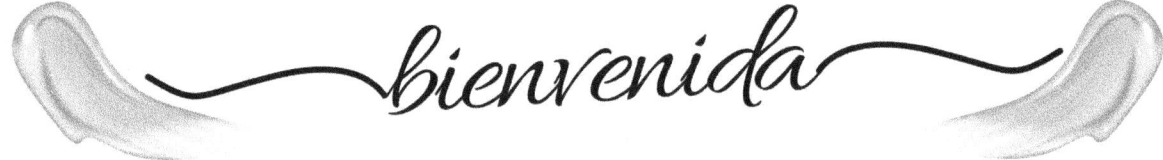

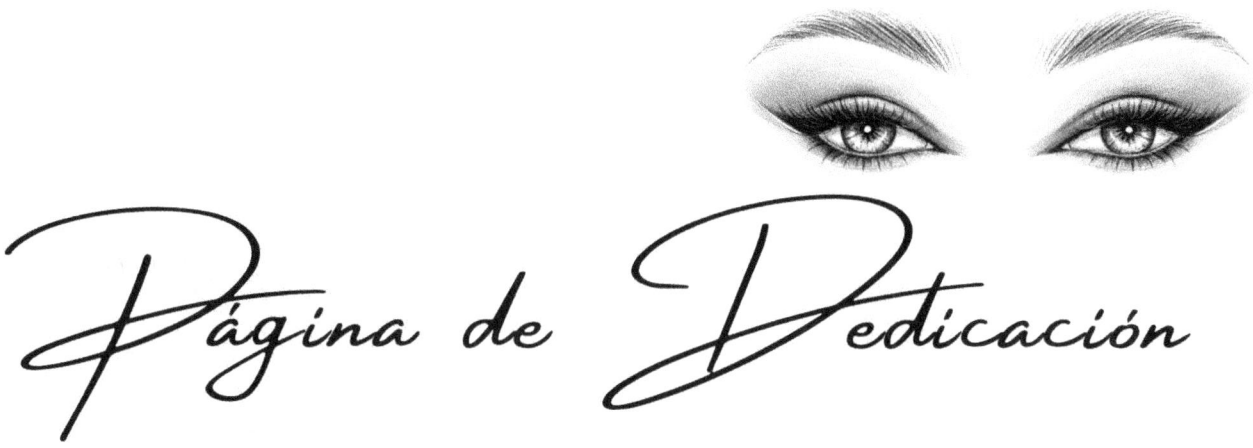

Página de Dedicación

A cada amante del maquillaje que descubre la belleza una pincelada a la vez,

Este libro fue creado para ti, para experimentar, aprender y expresarte con libertad.

Que cada página inspire tu creatividad, refuerce tu confianza y te recuerde que cada rostro es un lienzo.

Y a los mentores, amigos y seres queridos que apoyan este camino, gracias por ser la verdadera inspiración detrás del arte.

Con amor y pasión,

Niky Jadesson

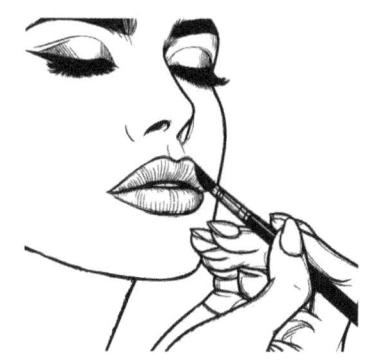
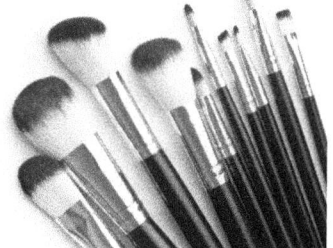

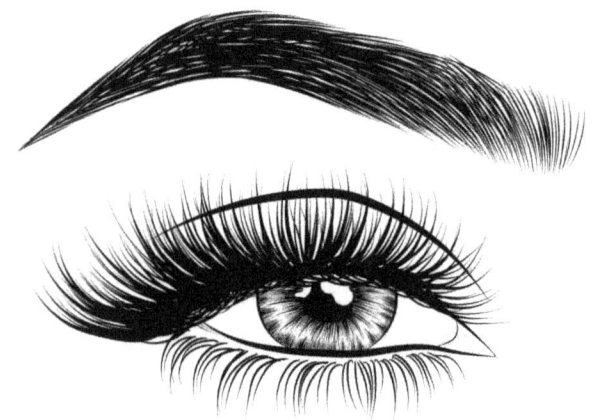
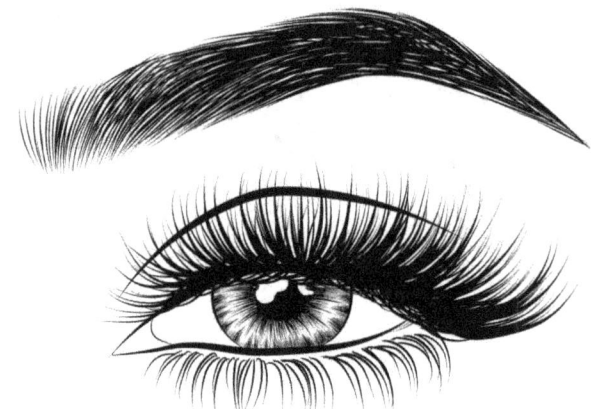

Artista de Maquillaje

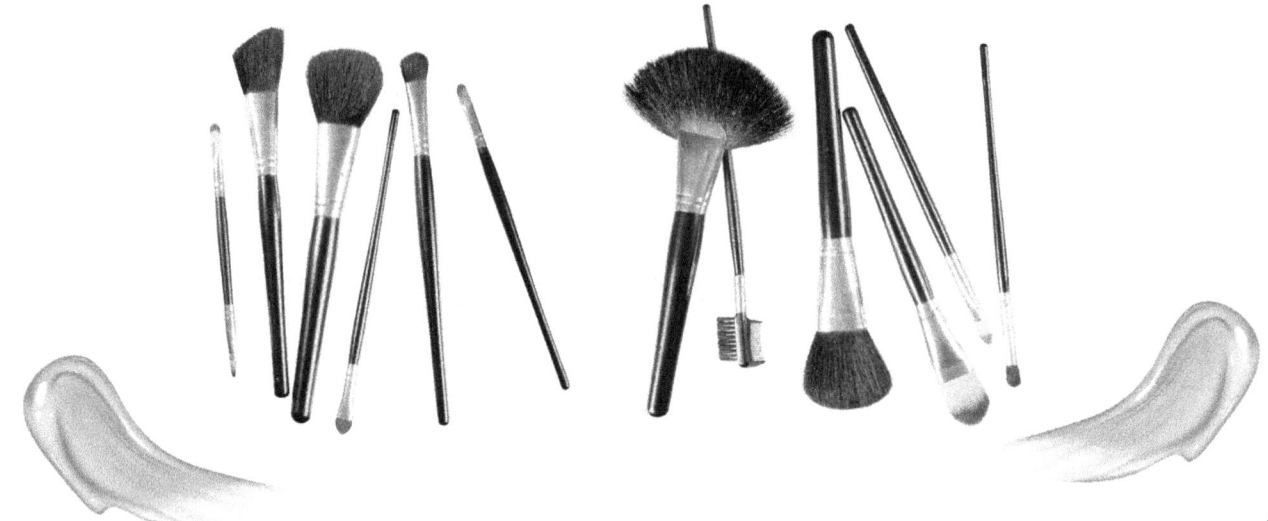

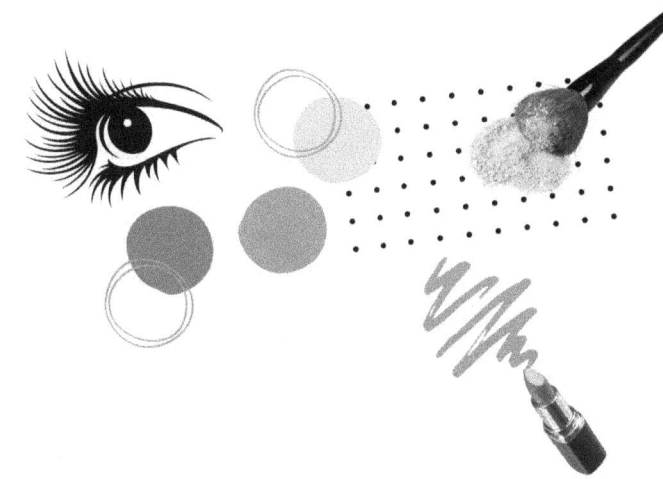

Este libro pertenece a:

_____

_____

_____

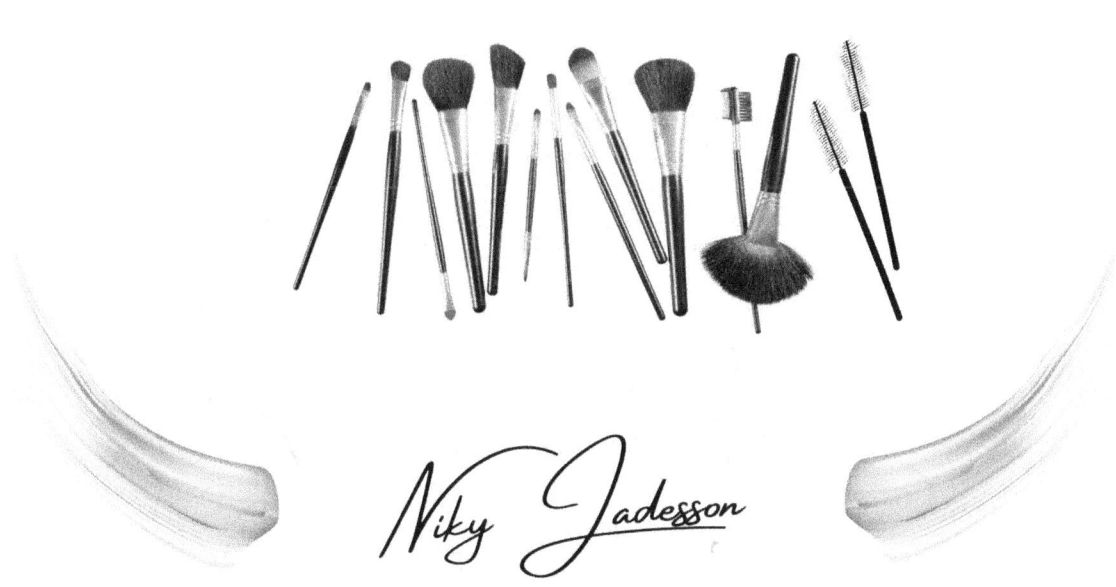

Niky Jadesson

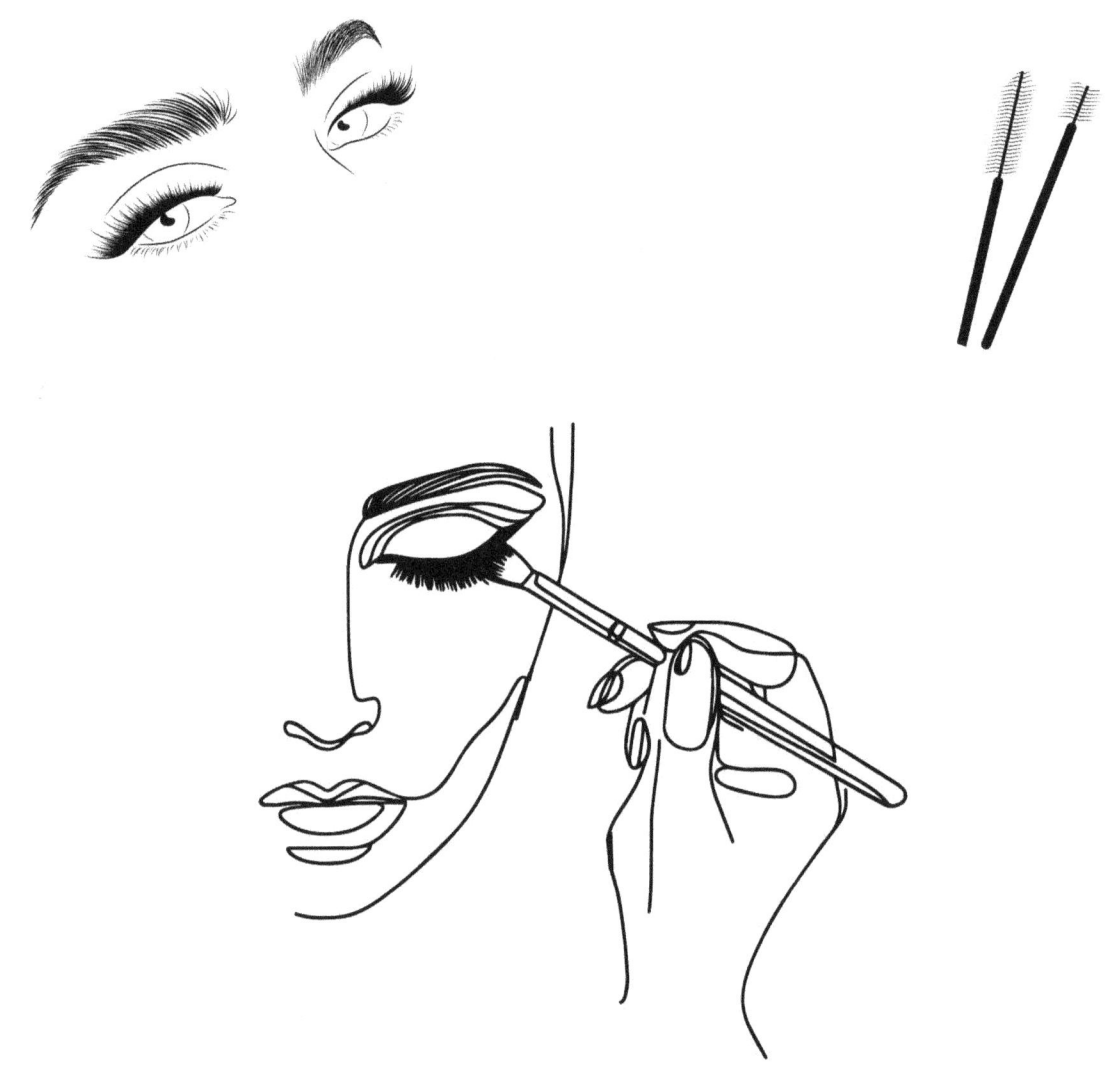

Artista de Maquillaje

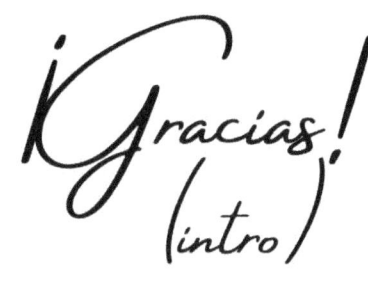
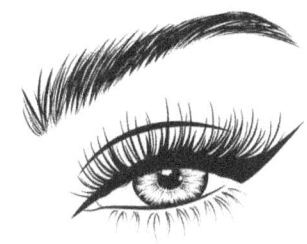

¡Gracias! (intro)

Querido/a amigo/a,

¡Muchas gracias por elegir este cuaderno de práctica!

Espero que te inspire a experimentar, aprender y disfrutar del arte del maquillaje. Cada página es una invitación a explorar tu creatividad y a crecer con confianza.

Si deseas mantenerte al día sobre futuros libros o compartir tus comentarios, me encantaría saber de ti. Solo busca **"Niky Jadesson Libros"** en línea.

Tu apoyo significa el mundo. Si este libro te resulta valioso, dejar una reseña breve ayuda a que otros lectores lo descubran y apoya la publicación independiente.

  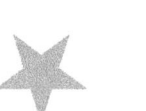  

Con gratitud,

Niky Jadesson

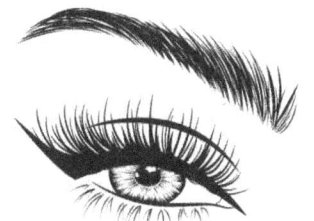
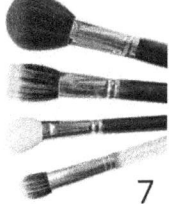

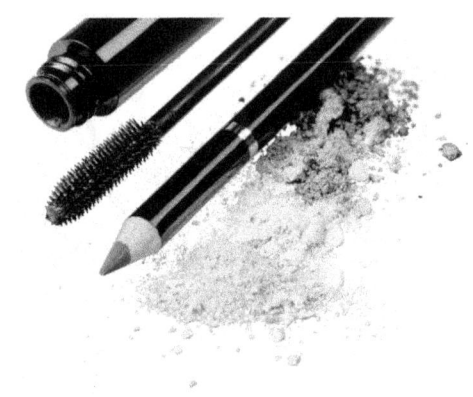
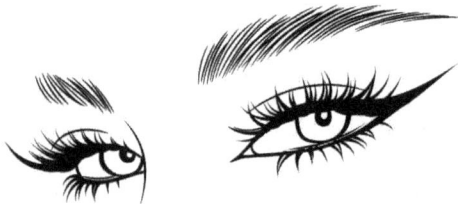
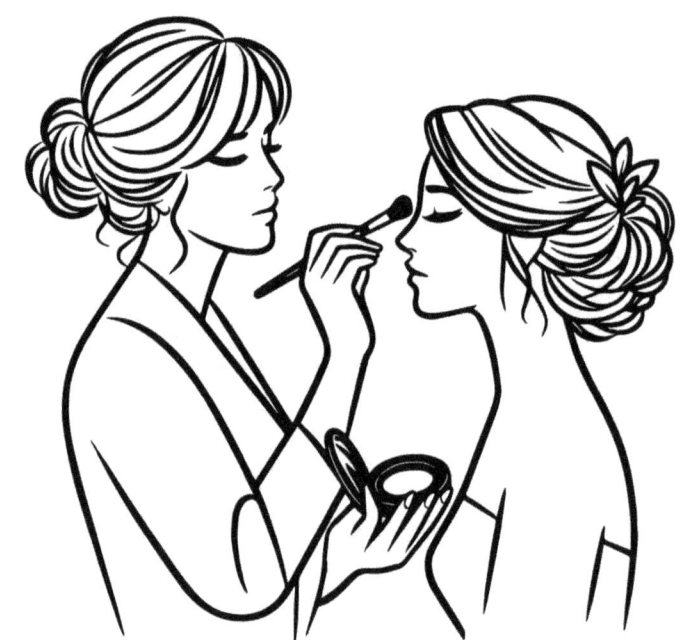

Artista de Maquillaje

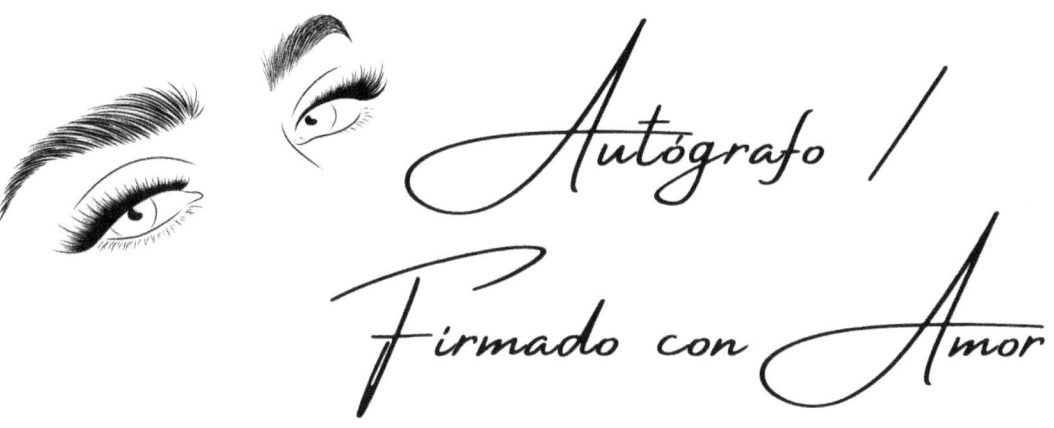

Autógrafo / Firmado con Amor

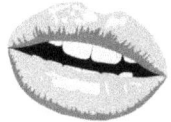

Querido/a _____,

Este cuaderno es para ti: para practicar, crear y celebrar tu belleza única.

Que te recuerde que cada look que diseñes es un paso hacia dominar tu arte.

Con todo mi corazón,

_____
(Firma)

Fecha: _____

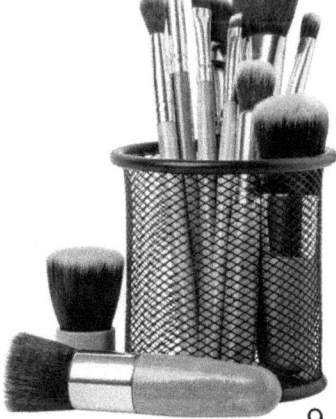

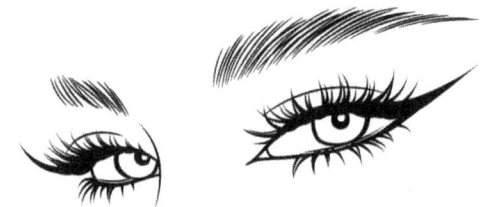
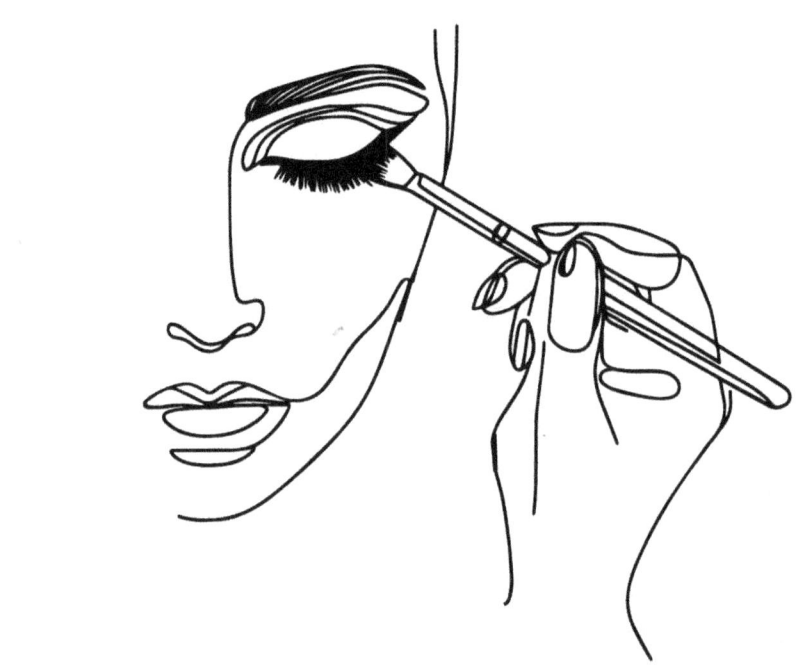

Artista de Maquillaje

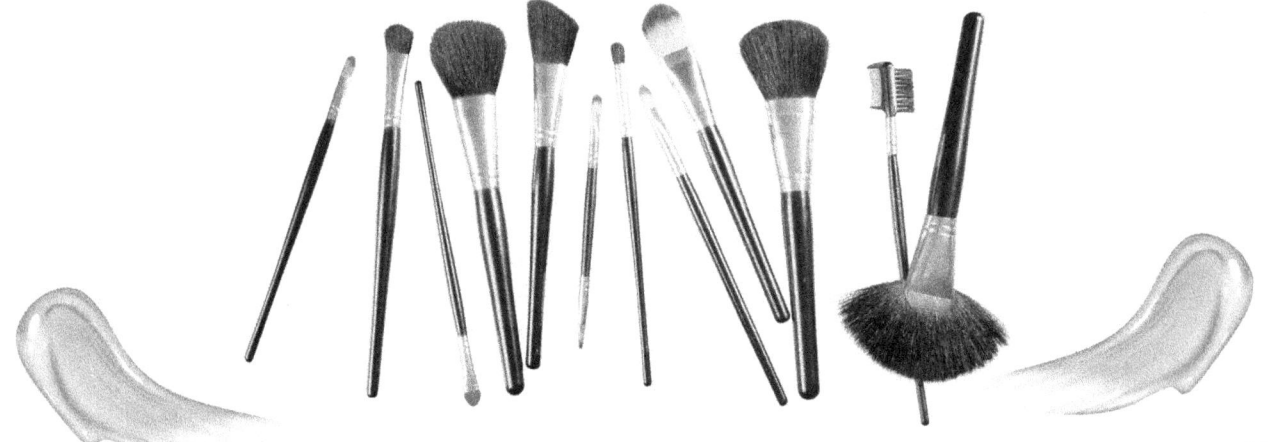

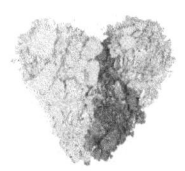

Índice

Parte I - Páginas Introductorias
1. Página del Título 1
2. Página de Copyright 2
3. Página de Dedicación 3
4. Este Libro Pertenece a 5
5. ¡Gracias! (Mensaje Introductorio) 7
6. Autógrafo / Firmado con Amor 9
7. Índice 11-12
8. ¡Bienvenida! 13
9. Prefacio de la Autora 15
10. Cómo Usar Este Cuaderno 17

Parte II - Educación y Fundamentos
11. Breve Historia del Maquillaje - De la Antigüedad a Hoy 18
12. Tendencias Modernas - Natural, Contouring, Glam y Estilos Artísticos 19
13. Preparación de la Piel y Productos Base - Cuidado de la Piel, Prebase, Base, Corrector, Polvo 20
14. Maquillaje de Ojos - Sombras, Difuminado, Delineador, Pestañas Postizas 21
15. Cejas - Forma, Técnicas, Estilos 22
16. Labios - Perfilador, Labial, Brillo, Técnicas de Volumen 23
17. Herramientas y Brochas - Brochas, Esponjas, Cuidado y Limpieza 24
18. Look Fresco de Día - (Paso a Paso) 25
19. Look Elegante de Noche - (Paso a Paso) 26
20. Errores Comunes de Maquillaje - (y Cómo Evitarlos) 27
21. Consejos y Trucos de Artistas de Maquillaje 28

Índice

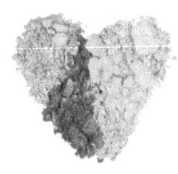

Parte II - Educación y Fundamentos

22. Guía Paso a Paso de Este Cuaderno 29
23. Fundamentos del Maquillaje: Paso a Paso 30
24. Look Natural Rápido y Fácil 31

Parte III - Cuaderno y Práctica

25. Guía de Práctica y Notas 32, 39, 45, 50, 58, 66, 74, 82, 87, 92, 97, 102
26. Inspiración Look Natural 33
27. Plantillas de Rostro - Ojos Abiertos y Cerrados 34-36, 40-42, 46-48, 51-56, 59-64, 67-72, 75-80, 83-85, 88-90, 93-95, 98-100, 103-108
28. Tus Notas y Fotos de Inspiración 37, 43, 49, 57, 65, 73, 81, 86, 91, 96, 101
29. Inspiración Smokey Eyes 38
30. Glamour de Alfombra Roja - Guía de Inspiración 44

★ „Las plantillas de rostro y las páginas de práctica se repiten a lo largo de varios conjuntos de páginas para un entrenamiento estructurado y con variedad."

Parte IV - Cierre y Extras

31. Checklist del Artista de Maquillaje 109
32. Mis Productos Favoritos - Espacio para Notas 110
33. Mi Diario Personal de Maquillaje 111
34. ¡Felicidades! ¡Lo Lograste! 113
35. ¡Gracias! (mensaje final) 115
36. ¡Gracias por Elegir Este Libro! 116
37. Sobre la Autora 117
38. Glosario de Términos de Maquillaje 118-119

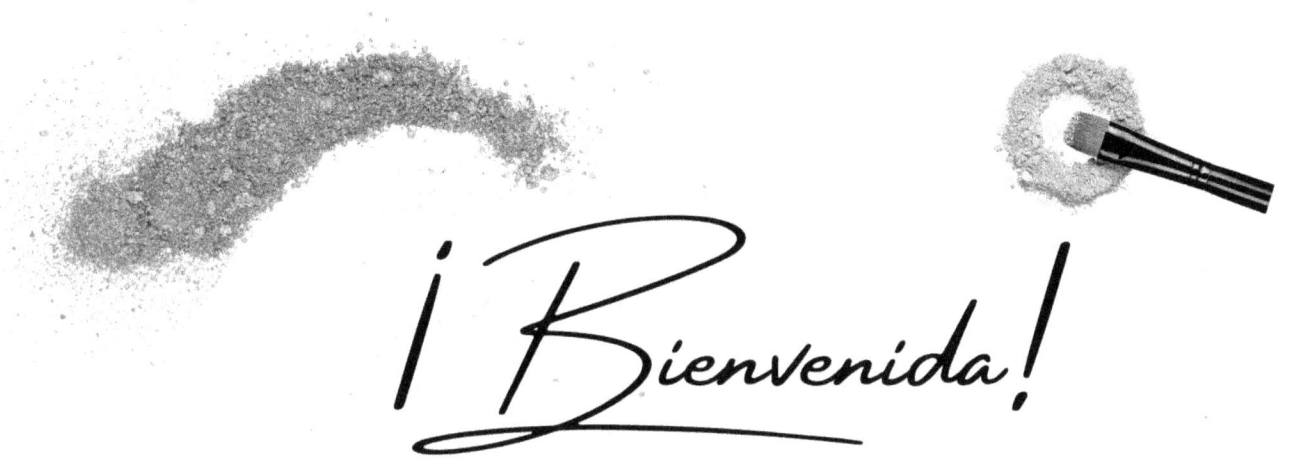

¡Bienvenida!

¡Gracias por elegir este libro!

El maquillaje es más que productos y colores; es una forma de arte. Como todo gran artista, necesitas tanto práctica como las herramientas adecuadas para dar vida a tu visión.

Este cuaderno fue diseñado para ayudarte a explorar, experimentar y mejorar tus técnicas mientras creas looks impresionantes.
Tómate tu tiempo, prueba diferentes estilos y, lo más importante, disfruta del proceso.

Ya sea que estés empezando o que tengas experiencia, este es tu espacio creativo para crecer y brillar.

Es un honor ser parte de tu camino.

¡Feliz creación!

Niky Jadesson

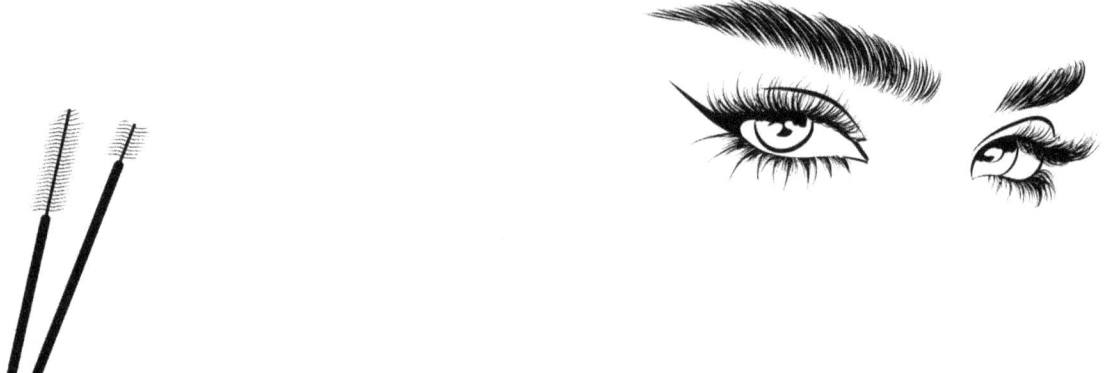
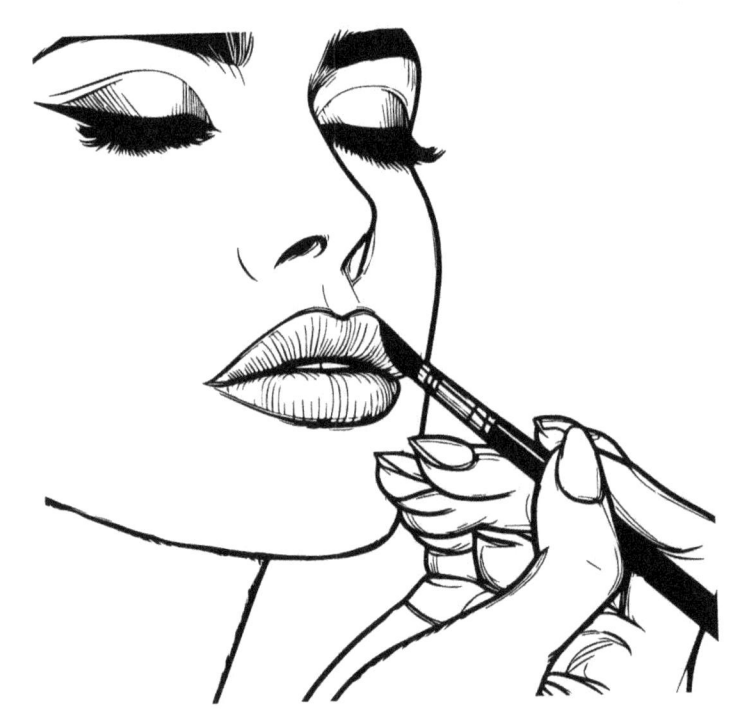

Artista de Maquillaje

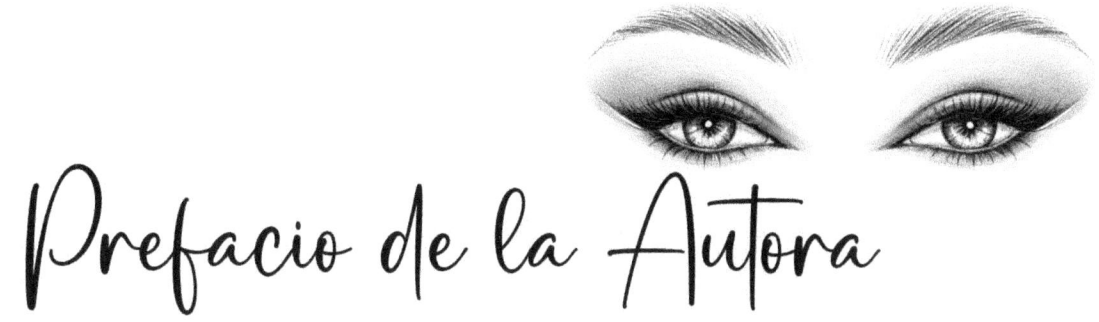

Prefacio de la Autora

Querido/a lector/a,

Bienvenido/a a este viaje creativo en el mundo del maquillaje. Este libro fue escrito con un propósito: darte un espacio donde el aprendizaje se encuentre con la práctica y donde cada página pueda despertar nueva inspiración.

IEn su interior encontrarás tanto guía como libertad. Guía, a través de explicaciones de fundamentos del maquillaje y consejos profesionales. Libertad, mediante gráficos faciales y páginas de práctica, donde tu imaginación no tiene límites.

El maquillaje es personal. Se trata de expresión, confianza y diversión. Espero que estas páginas te inspiren a seguir experimentando, disfrutar del proceso y ver la belleza como el arte que realmente es.

Con pasión y gratitud,
Niky Jadesson

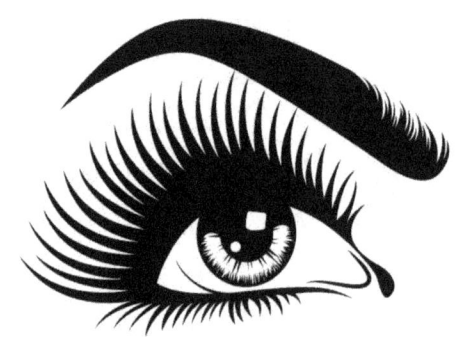

Artista de Maquillaje

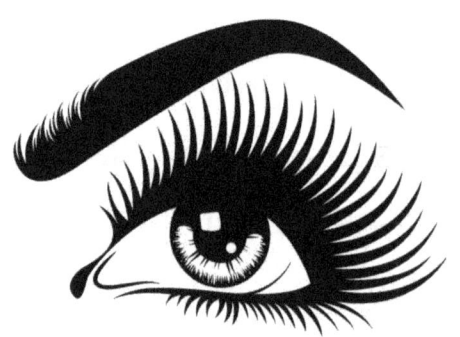

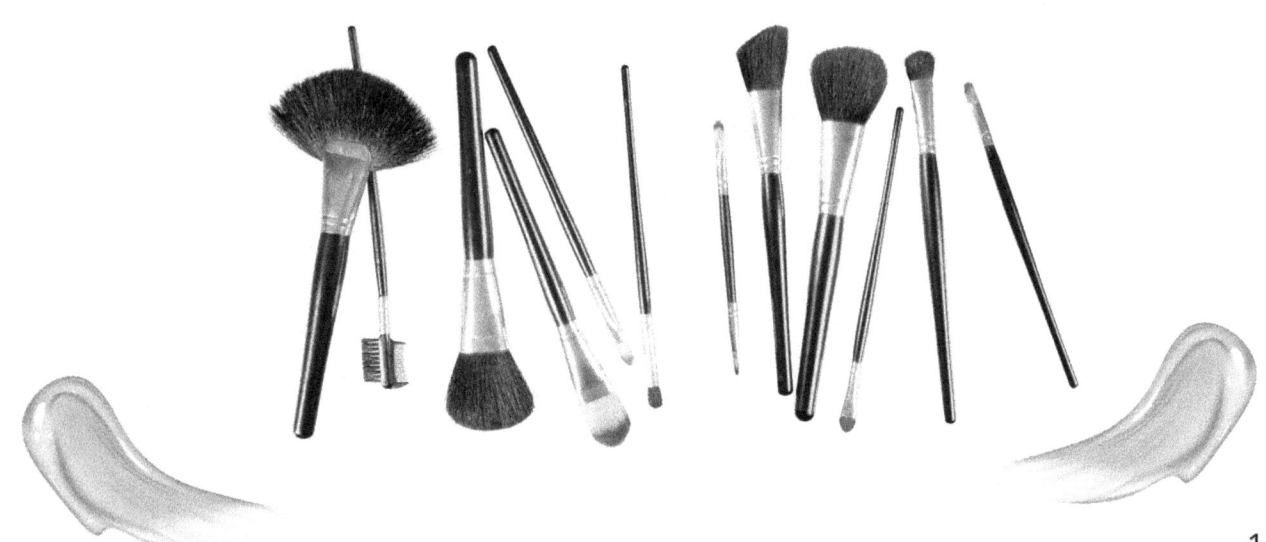

Cómo Usar Este Cuaderno

Este cuaderno está diseñado para ser tanto práctico como creativo. Te brinda espacio para explorar looks de maquillaje, practicar técnicas y reflexionar sobre lo que mejor funciona para ti.

Aquí algunos consejos para aprovecharlo al máximo:
1. **Experimenta Libremente** - Prueba colores llamativos, difuminados suaves o estilos completamente nuevos. Este es tu espacio para jugar sin límites.
2. **Toma Notas -** Usa las páginas de guía de práctica para anotar los productos que utilizaste, los colores que mezclaste y cualquier pensamiento sobre el proceso.
3. **Practica en Plantillas** - Los gráficos faciales están diseñados para ayudarte a visualizar looks antes de aplicarlos en la vida real. Trátalos como tu cuaderno de bocetos para ideas de belleza.
4. **Compara y Mejora -** Usa las páginas para fotos e incluye selfies de tus looks reales y observa cómo tu práctica en papel se traduce en maquillaje real.
5. **Repite y Perfecciona** - No temas repetir un look varias veces. El crecimiento llega con la repetición y pequeños ajustes.

Ya seas principiante aprendiendo paso a paso, o profesional puliendo tus habilidades, este cuaderno es tu estudio creativo personal.

Breve Historia del Maquillaje

El maquillaje ha sido parte de la cultura humana durante miles de años. A lo largo de la historia ha significado mucho más que belleza: reflejaba estatus, tradición e incluso espiritualidad.

Egipto Antiguo (alrededor de 4000 a.C.)

Los egipcios fueron de los primeros en usar maquillaje. El delineador de ojos kohl negro lo llevaban tanto hombres como mujeres, no solo por estética sino también para proteger los ojos del sol y del polvo. La malaquita verde y el lapislázuli azul se trituraban para crear sombras de ojos coloridas, mientras que el ocre rojo daba a los labios un tono vibrante.

Grecia y Roma Antiguas

En Grecia, las mujeres solían usar polvos claros para que su piel pareciera pálida, lo cual se consideraba elegante. Los romanos adoptaron muchas prácticas egipcias pero también introdujeron nuevas técnicas, como coloretes hechos de bayas y vino.

Edad Media y Renacimiento

Durante la Edad Media, la piel pálida volvió a ser moda, símbolo de riqueza y nobleza. Algunas mujeres incluso usaban sustancias peligrosas, como polvos a base de plomo, para lograrlo. En el Renacimiento, el maquillaje se volvió más artístico, con colores de labios intensos y cejas cuidadosamente delineadas.

Siglo XX

Con el auge de Hollywood en los años 20 y 30, el maquillaje entró en la vida cotidiana. Estrellas como Greta Garbo y Marilyn Monroe marcaron tendencias globales con sus looks icónicos. Más tarde, los años 60 trajeron delineados dramáticos y sombras coloridas, mientras que los 90 apostaron por labios mates y minimalismo.

Hoy

El maquillaje moderno se trata de diversidad, creatividad y autoexpresión. Desde los looks naturales tipo "no-makeup" hasta diseños artísticos atrevidos, el maquillaje se ha convertido en una herramienta universal de confianza e individualidad.

De los rituales antiguos a las tendencias de Instagram, el maquillaje siempre ha contado la historia de la belleza a través de la cultura y el tiempo. Ahora te toca a ti escribir el próximo capítulo en estas páginas.

Tendencias Modernas de Maquillaje

El maquillaje actual es más diverso y creativo que nunca. Las redes sociales, influencers de belleza y artistas profesionales han abierto la puerta a estilos infinitos. Aquí algunos de los más populares:

1. Natural / Look "No-Makeup"
Piel fresca y luminosa con productos mínimos. Base ligera, rubor suave y tonos neutros que realzan tu belleza natural en lugar de cubrirla.

2. Contouring e Iluminación
Hecho famoso por maquilladores de celebridades, el contouring usa sombras y luces para esculpir el rostro. El iluminador añade brillo en pómulos, nariz y arco de cupido, creando un efecto radiante.

3. Estilos Glam y de Alfombra Roja
Base de alta cobertura, sombras intensas, pestañas dramáticas y labios llamativos. Perfecto para eventos y sesiones de fotos.

4. Maquillaje Artístico y Creativo
Colores brillantes, delineados gráficos, glitter e incluso gemas faciales. Este estilo lleva el maquillaje más allá de la belleza, convirtiéndolo en arte.

5. Looks Prácticos del Día a Día
Ahumados suaves, labios nude y técnicas simples para trabajo, escuela o salidas casuales. Combinan estilo y comodidad.

6. Belleza Inclusiva
El mundo moderno celebra todos los tonos y texturas de piel. Las marcas ofrecen más gamas de productos para necesidades diversas, haciendo el maquillaje accesible para todos.

Las tendencias siempre cambian, pero lo más importante es encontrar el estilo que te haga sentir segura y hermosa.

Preparación de la Piel y Productos Base

Cuidado de la piel, Prebase, Base, Corrector, Polvo

Un look impecable empieza con una base impecable. Antes de aplicar cualquier producto, prepara tu piel adecuadamente.

1. **Limpiar e Hidratar** - Usa un limpiador suave para eliminar impurezas. Luego hidrata con una crema ligera adecuada para tu tipo de piel.
2. **Prebase** - Alísala sobre la piel para mejorar la duración del maquillaje. Elige prebase matificante para piel grasa, hidratante para piel seca o minimizadora de poros para textura.
3. **Base** - Escoge un tono que coincida con tu subtono. Aplica en capas finas y difumina bien con esponja o brocha.
4. **Corrector** - Úsalo bajo los ojos para iluminar y sobre imperfecciones o rojeces para cubrir.
5. **Polvo Fijador** - Aplica una ligera capa sobre el rostro para sellar y controlar brillos.

Consejo profesional: *deja absorber tu cuidado de piel antes de aplicar la base para evitar parches.*

Fundamentos de Maquillaje de Ojos

Sombras, Difuminado, Delineador, Pestañas Postizas

Your eyes are the focus of many makeup looks. Mastering these basics will transform your artistry.

- **Sombras** - Empieza con tonos neutros para practicar el difuminado. Aplica un tono de transición en la cuenca, uno más oscuro en la esquina externa y uno más claro en el párpado.
- **Difuminado** - Usa una brocha limpia y esponjosa para suavizar bordes. Recuerda: pequeños movimientos circulares.
- **Delineador** - Para principiantes, empieza con lápices. Luego pasa a líquidos o en gel para líneas más definidas.
- **Pestañas Postizas** - Recórtalas al tamaño de tu ojo. Aplica una fina línea de pegamento, espera 30 segundos y colócalas cerca de la línea natural.

Consejo profesional: menos es más, aumenta la intensidad poco a poco.

Cejas

Forma, Técnicas, Estilos

Las cejas enmarcan el rostro y pueden cambiar por completo tu expresión. Aprender a darles forma y rellenarlas es esencial.

1. **Forma** - Sigue tu línea natural. Regla del "número áureo":
     - Comienzo alineado con la esquina de la nariz.
     - El arco debe coincidir con el borde externo del iris.
     - La cola termina en ángulo desde la nariz hasta la esquina externa del ojo.
2. **Técnicas**
     - Lápiz para trazos precisos que imiten pelo.
     - Sombras de cejas para un acabado suave, ideal para principiantes.
     - Gel para fijar y definir.
3. **Estilos**
     - Natural: suave y ligero.
     - Definido: líneas marcadas, perfecto para looks glam.
     - Pobladas: cejas gruesas y modernas con gel transparente.

Consejo profesional: *siempre peina con un cepillo spoolie para difuminar el producto y evitar líneas duras.*

Labios

Perfilador, Labial, Brillo, Técnicas de Volumen

Los labios completan cualquier look - desde natural hasta atrevido.

- **Perfilador** - Delinea justo por fuera de tu contorno natural para un efecto más lleno.
- **Labial** - Las fórmulas mates duran más, las cremosas son más cómodas.
- **Brillo** - Da dimensión y efecto volumen. Aplica solo en el centro para resaltar.
- **Técnicas de Volumen** - Ilumina el arco de cupido, usa perfilador más oscuro y difumina hacia el centro para un efecto degradado.

Consejo profesional: *exfolia e hidrata antes para un acabado más suave.*

Herramientas y Brochas
Brochas, Esponjas, Cuidado y Limpieza

Tus herramientas son tan importantes como tus productos. Brochas de calidad y buen cuidado transforman tus resultados.

1. **Brochas**
   - **De base**: densas, planas o redondeadas para aplicación uniforme.
   - **De difuminado**: esponjosas, ideales para sombras.
   - **Biseladas**: perfectas para cejas o delineador.
   - **De abanico**: excelente para iluminador.
2. **Esponjas** - Úsalas húmedas para acabado natural. Aplica a toques, no arrastrando.
3. **Cuidado y Limpieza**
   - Lava semanalmente con jabón suave o limpiador específico.
   - Sécalas en horizontal para mantener la forma.
   - Reemplaza esponjas cada 1-2 meses.

Consejo profesional: *las herramientas limpias duran más y previenen brotes en la piel.*

Look Fresco de Día

(Paso a Paso)

Un look de día debe sentirse fresco, natural y fácil de llevar. Resalta sin recargar.

1. **Preparación** - Limpia, hidrata y aplica prebase ligera.
2. **Base y Corrector** - Usa base ligera o BB cream. Corrige ojeras y rojeces.
3. **Cejas** - Suaves y naturales, rellena solo donde sea necesario.
4. **Ojos**
   - Sombra neutra en todo el párpado.
   - Tono más oscuro en la cuenca.
   - Omitir delineador o usar marrón suave.
   - Una capa de máscara.
5. **Mejillas** - Rubor melocotón o rosa suave.
6. **Labios -** Nude, rosa claro o bálsamo con color.
7. **Toque Final -** Polvo en la zona T para controlar brillos.

Consejo profesional: *menos es más en el día, céntrate en frescura.*

Look Elegante de Noche
(Paso a Paso)

Un look de noche debe ser más definido, glamuroso y duradero. Ideal para fiestas, cenas o eventos especiales.

1. **Preparación** - Usa una prebase que prolongue la duración.
2. **Base y Corrector** - Opta por cobertura media a alta para un acabado impecable.
3. **Contorno e Iluminador -** Esculpe el rostro con tonos mates y resalta pómulos con iluminador.
4. **Cejas** - Más definidas y estructuradas.
5. **Ojos**
    - Sombras oscuras en la cuenca y esquinas.
    - Brillo o shimmer en el párpado.
    - Delineador negro al ras de las pestañas y en el lagrimal.
    - Pestañas postizas o varias capas de máscara.
6. **Mejillas -** Rubor más intenso para dar dimensión.
7. **Labios** - Rojo clásico, burdeos o nude elegante.
8. **Toque Final** - Spray fijador para larga duración.

Consejo profesional: *equilibra labios y ojos; si los ojos son intensos, mantén labios neutros y viceversa.*

Errores Comunes de Maquillaje
(y Cómo Evitarlos)

Incluso los amantes del maquillaje con experiencia pueden cometer pequeños errores que afectan el resultado final. Aquí tienes los errores más comunes - y cómo solucionarlos:

1. **Tono Incorrecto de Base**
   - Error: Elegir un color demasiado claro o demasiado oscuro.
   - Solución: Prueba la base en la línea de la mandíbula, no en la mano. Revísala siempre con luz natural.
2. **Cejas Sobredibujadas**
   - Error: Cejas demasiado oscuras o dibujadas con líneas muy duras.
   - Solución: Usa trazos ligeros con lápiz o sombra y difumina con un cepillo spoolie.
3. **Sombras sin Difuminar**
   - Error: Líneas marcadas entre colores.
   - Solución: Usa una brocha limpia para difuminar con movimientos circulares y suavizar bordes.
4. **Exceso de Polvos**
   - Error: Un acabado apelmazado y seco.
   - Solución: Aplica polvo solo donde sea necesario (normalmente en la zona T). Usa una brocha esponjosa para una cobertura ligera.
5. **Perfilador de Labios Muy Marcado**
   - Error: Delineador oscuro con labial claro, sin difuminar.
   - Solución: Elige un delineador cercano al tono del labial y difumina suavemente hacia dentro.
6. **Omitir el Cuidado de la Piel**
   - Error: Aplicar maquillaje sobre piel seca o sin preparar.
   - Solución: Limpia, hidrata y aplica prebase siempre antes de comenzar el maquillaje.

Consejo profesional: *El maquillaje debe realzar tu belleza natural, no enmascararla. En caso de duda, difumina y aplica menos producto.*

Consejos y Trucos
de Maquilladores

Los maquilladores profesionales conocen pequeños secretos que marcan una gran diferencia. Aquí están algunos de sus consejos favoritos:

1. **Esponja húmeda = base perfecta** - Difumina siempre la base con una esponja ligeramente húmeda para un acabado natural.
2. **Capas finas** - Aplica los productos en capas ligeras; siempre es más fácil añadir que quitar exceso.
3. **Fija el corrector rápido** - Usa una brocha pequeña y polvos translúcidos justo después de aplicar el corrector de ojeras para evitar pliegues.
4. **Usa sombra como delineador** - Humedece una brocha biselada y sumérgela en sombra oscura para un efecto de delineador suave.
5. **Ilumina estratégicamente** - Aplica iluminador en el lagrimal y en el arco de cupido para un brillo inmediato.
6. **Matos, no más capas** - Si la piel se engrasa, retira el exceso con papel absorbente en lugar de añadir más polvo.
7. **Mezcla tonos de labiales** - Crea colores personalizados combinando distintos labiales.
8. **Truco de máscara** - Mueve el cepillo en zigzag en la raíz y luego sube para pestañas más voluminosas.
9. **Equilibra tu look** - Ojos intensos combinan mejor con labios suaves, y labios intensos con ojos más naturales.
10. **Práctica = progreso** - Cuanto más experimentes, más confianza y creatividad ganarás.

***Consejo profesional**: Un gran maquillaje no se trata de reglas - se trata de descubrir qué te hace sentir bella.*

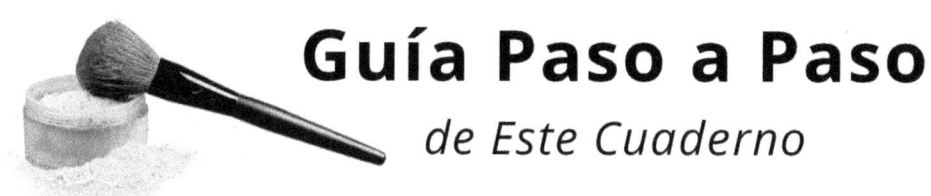

Guía Paso a Paso
de Este Cuaderno

¡Bienvenida al mundo del maquillaje profesional!

Este cuaderno fue creado para ayudarte a practicar y desarrollar tus habilidades de maquillaje - ya sea que estés empezando o que ya tengas experiencia. En su interior encontrarás face charts estructurados, diseñados para experimentar con técnicas, explorar nuevos estilos y perfeccionar tu arte.

Cada sección te guiará paso a paso tanto en el aprendizaje como en la creatividad. Con cada face chart tendrás la oportunidad de probar, corregir y desarrollar tu propio estilo personal.

Cómo Usar Este Cuaderno:
- Usa productos reales de maquillaje - sombras, bases, delineadores, labiales - para dar vida a tus ideas.
- Prueba distintas técnicas y combinaciones de colores para descubrir qué funciona mejor para ti.
- Escribe tus notas, observaciones e ideas de mejora.
- No temas a los errores - cada intento te acerca más a la maestría.

Cuando termines este libro, tendrás una colección personal de looks que reflejan tu crecimiento como artista del maquillaje. Así que relájate, disfruta el proceso ¡y deja brillar tu creatividad!

Fundamentos del Maquillaje:
Paso a Paso

Estos pasos son un punto de partida - siéntete libre de adaptarlos a tu propio estilo y preferencias.

Paso 1: Preparar la Piel
- Limpia tu rostro con un producto adecuado a tu tipo de piel.
- Hidrata bien para crear una base suave.
- Aplica prebase para asegurar un maquillaje duradero y un acabado impecable.

Paso 2: Crear la Base
- Aplica base que coincida con tu tono de piel usando una esponja o brocha.
- Usa corrector para cubrir imperfecciones y ojeras.
- Fija todo con una capa ligera de polvos translúcidos o compactos.

Paso 3: Contorno y Rubor
- Perfila pómulos, frente y mandíbula para dar definición.
- Añade rubor en las manzanas de las mejillas para un aspecto saludable.
- Ilumina los puntos altos del rostro para un brillo natural.

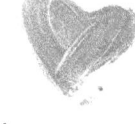

Paso 4: Maquillaje de Ojos
- Define las cejas con lápiz, gel o sombra.
- Aplica prebase de sombras para intensificar el color y prolongar su duración.
- Elige una paleta de colores y difumina bien para un look armonioso.
- Añade delineador para dar definición.
- Finaliza con máscara para alargar y dar volumen.

Paso 5: Labios Perfectos
- Exfolia los labios suavemente para una superficie lisa.
- Perfila con delineador para mayor precisión.
- Aplica labial o gloss en tu tono favorito.

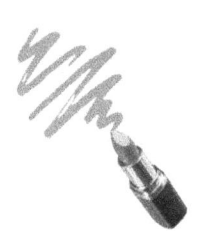

Paso 6: Fijar el Maquillaje
- Rocía un spray fijador para sellar tu look.

Recuerda: *estos pasos son guías, no reglas estrictas. El maquillaje es tu arte - adapta y personaliza cada paso según tu propio estilo.*

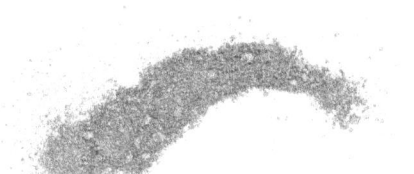
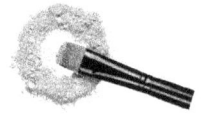

MAQUILLAJE NATURAL RÁPIDO Y FÁCIL

Para ayudarte a poner en práctica las técnicas, aquí tienes un ejemplo sencillo paso a paso para crear un look fresco y natural, perfecto para el día a día.

5 Pasos para un Look Natural Diario:
1. Aplica una base ligera y un poco de corrector solo donde sea necesario.
2. Coloca una sombra nude en los párpados y finaliza con una capa de máscara de pestañas.
3. Perfila ligeramente las mejillas y añade un rubor suave para un brillo saludable.
4. Define tus cejas de manera natural con trazos suaves.
5. Completa el look con un labial nude o un bálsamo labial con color.

¡Desata tu Creatividad!

El maquillaje es un arte - y tú eres el artista. No dudes en probar nuevas técnicas, jugar con colores y salir de tu zona de confort. Cada pincelada te acerca más a dominar tu arte. Sigue practicando, sigue explorando y, lo más importante, ¡diviértete en el camino!

Guía de Práctica de Maquillaje y Notas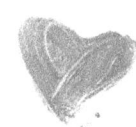

El maquillaje es un arte, y todo artista necesita un espacio para practicar.

Piensa en este cuaderno como tu parque creativo - un lugar para probar ideas, experimentar con nuevos looks y desarrollar tus habilidades paso a paso. ¡No tengas miedo de ser atrevido! Cada trazo te acerca a descubrir tu propio estilo y confianza.

Cómo Usar Esta Página:
- **Experimenta** - Prueba diferentes estilos, colores y técnicas.
- **Observa -** Nota qué favorece distintas formas de rostro y paletas de color.
- **Mejora -** Reflexiona sobre lo que funcionó bien y lo que ajustarías la próxima vez.
- **Sé Creativo** - No existen reglas estrictas en el maquillaje. ¡Rompe límites y hazlo tuyo!

Reflexión y Notas
- ¿Qué aprendí en esta sesión?
- ¿Qué funcionó mejor?
- ¿Qué haría diferente la próxima vez?

Consejo profesional: *"El maquillaje no es una máscara - es un reflejo de tu creatividad."* Celebra cada paso de tu camino.

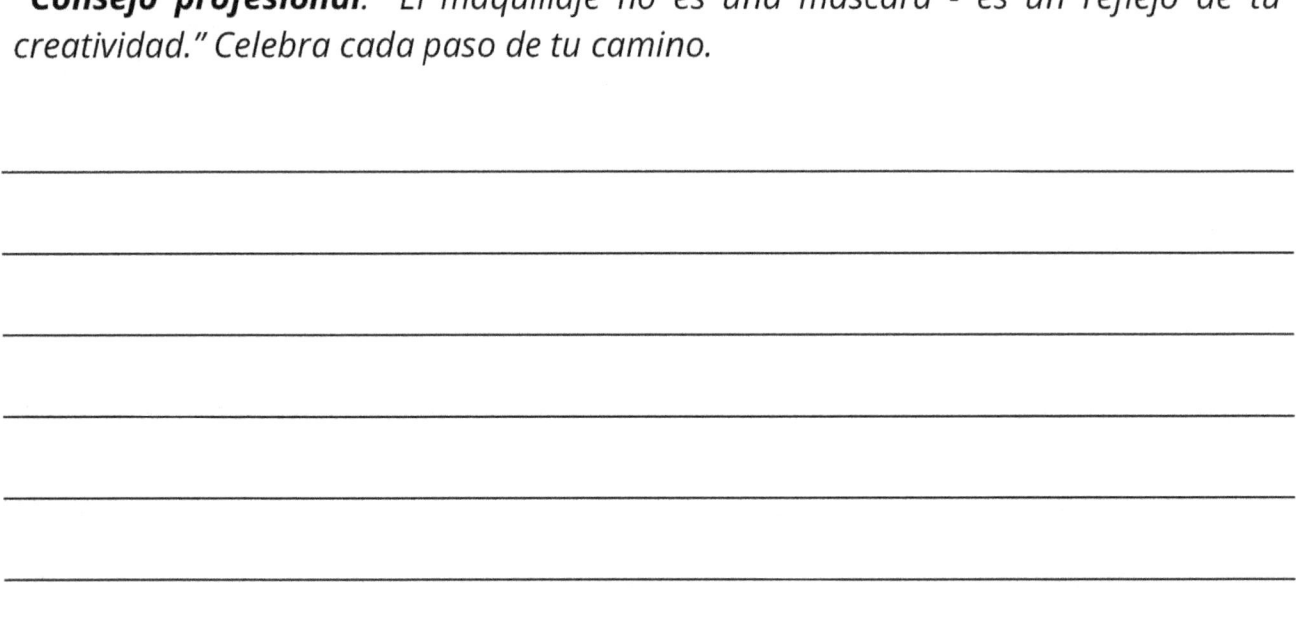

_____

_____

_____

_____

_____

_____

Inspiración Look Natural

El look natural se trata de resaltar tus rasgos sin cubrirlos. Fresco, simple y atemporal, este estilo funciona en cualquier ocasión y es perfecto para ganar confianza en tus habilidades.

Piénsalo como tu lienzo diario - suave, luminoso y bellamente natural.

Guía Look Natural:
- **Qué**: Cobertura ligera, colores suaves y un estilo de "no-makeup makeup".
- **Cómo**: Usa tonos neutros, difumina bien y enfócate en una piel saludable.
- **Cuándo**: Ideal para escuela, trabajo, días casuales o cuando quieras un aire fresco.
- **Dónde**: Perfecto para entornos de día, eventos al aire libre o cualquier ocasión relajada.
- **Por qué**: Porque a veces menos es más - resalta tu verdadera belleza y mantiene todo simple.

Consejo profesional: *El look natural es la base de todos los demás estilos. Domínalo y cada otra técnica de maquillaje será más fácil.*

Estilo de Maquillaje: _____ Tipo: _____
Base: _____ Duración: _____
Polvos: _____ Fecha: _____
Rubor: _____ Artista: _____
Contorno: _____ Evento: _____

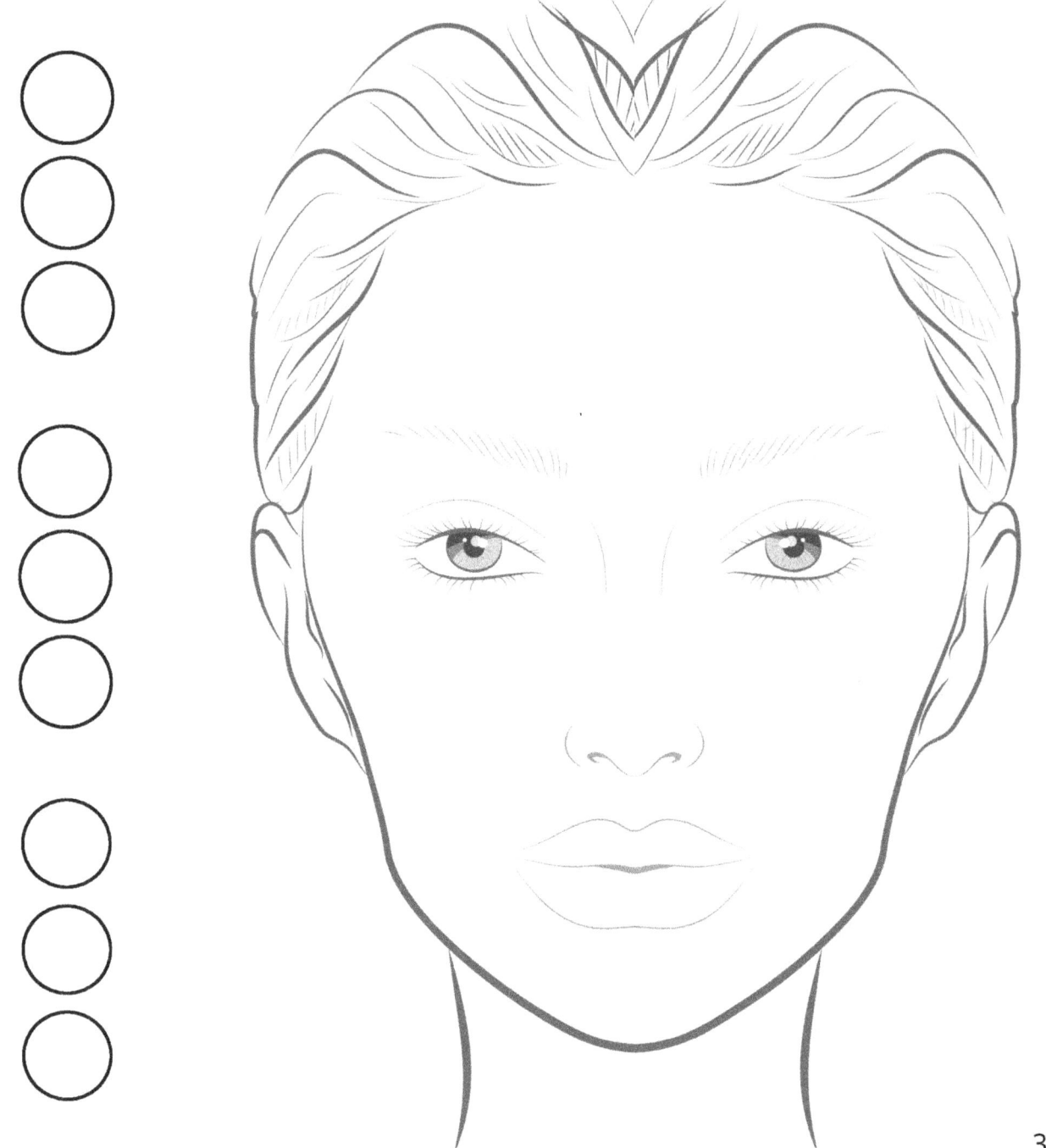

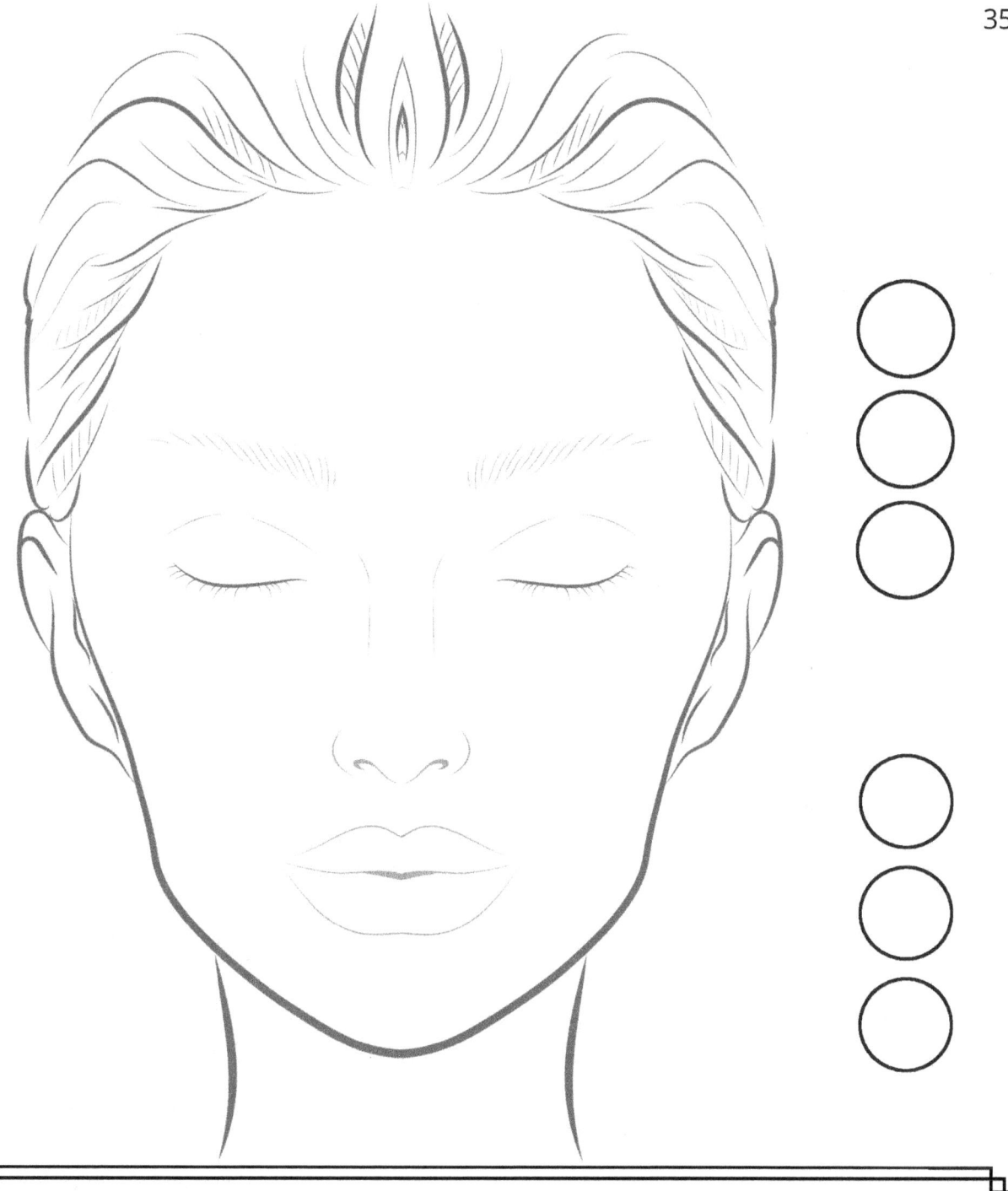

Estilo de Maquillaje: _____ Tipo: _____
Base: _____ Duración: _____
Polvos: _____ Fecha: _____
Rubor: _____ Artista: _____
Contorno: _____ Evento: _____

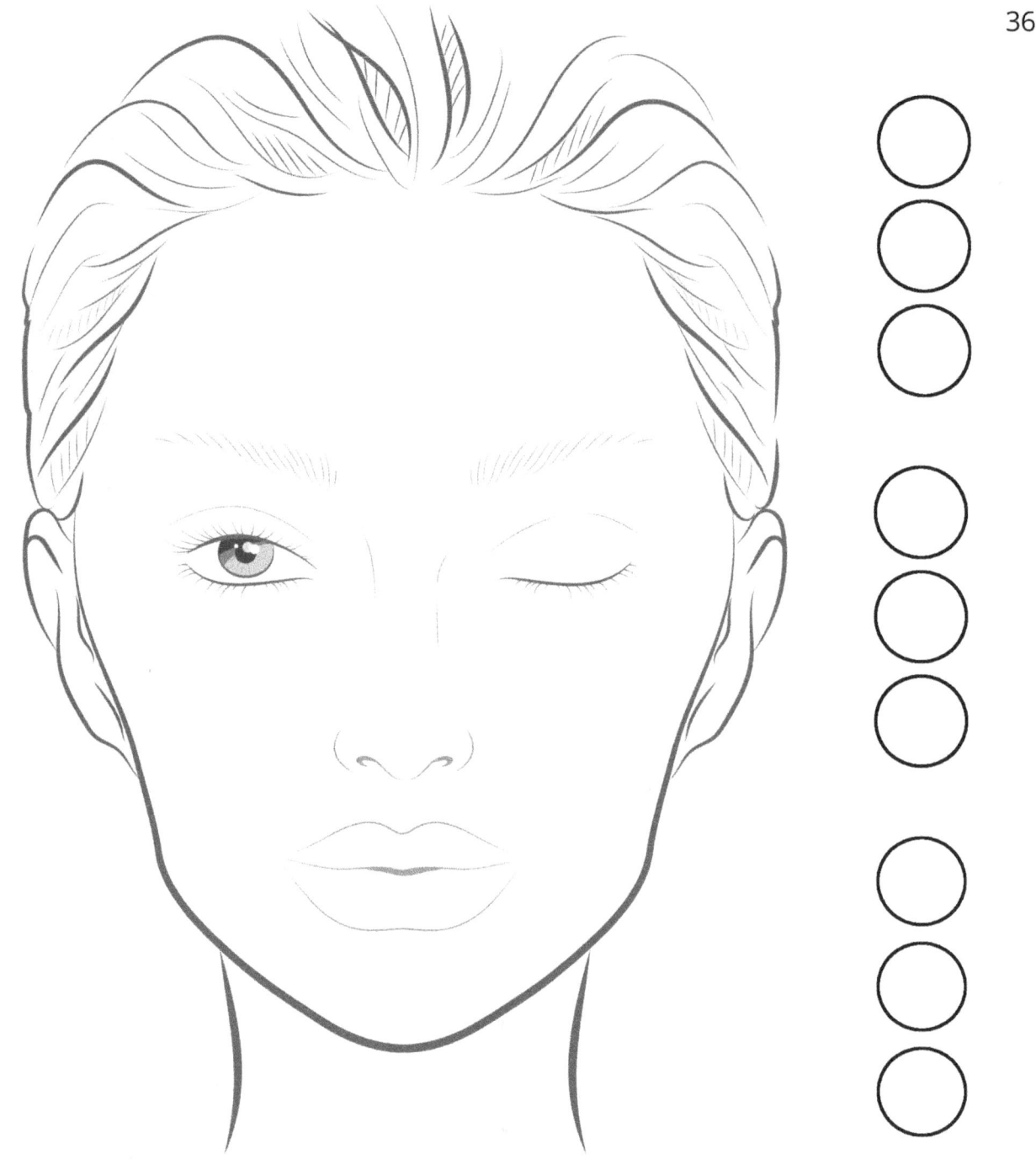

Estilo de Maquillaje: _____ Tipo: _____
Base: _____ Duración: _____
Polvos: _____ Fecha: _____
Rubor: _____ Artista: _____
Contorno: _____ Evento: _____

Tus Notas y Fotos de Inspiración

Esta página es tu galería creativa. Úsala para seguir tu progreso, capturar tus looks favoritos y reflexionar sobre tu camino.

Agrega selfies, fotos de inspiración o recortes para dar vida a tus diseños.

Preguntas para Guiarte:
- ¿Qué inspiró este look?
- ¿Qué productos o colores funcionaron mejor?
- ¿Qué haría diferente la próxima vez?
- ¿Cómo me sentí al crear este maquillaje?

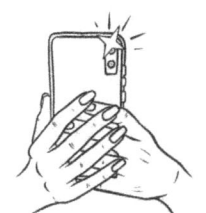

Consejo profesional*: Imprime un selfie, una polaroid o incluso un recorte de revista y pégalo aquí. ¡Compara tu face chart con el resultado real!*

Inspiración Ojos Ahumados

Un ojo ahumado es uno de los looks más icónicos y atemporales. Crea profundidad, drama y un aire misterioso que funciona en muchas ocasiones.

Consejos para un Smokey Eye Perfecto:

- **Qué**: Sombra profunda y difuminada con un acabado seductor.
- **Cómo**: Comienza con una base oscura, aplica capas de sombras y difumina poco a poco; ilumina el lagrimal para equilibrar.
- **Cuándo**: Ideal para la noche, fiestas o cualquier evento glamuroso.
- **Dónde**: Perfecto para alfombra roja, citas nocturnas o celebraciones festivas.
- **Por qué**: Los ojos ahumados añaden al instante confianza, elegancia e intensidad a tu look.

***Recuerda**: La clave está en difuminar - los bordes suaves son los que crean la magia.*

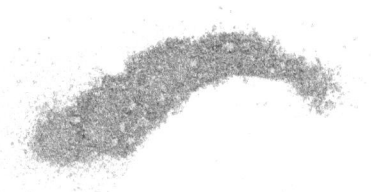
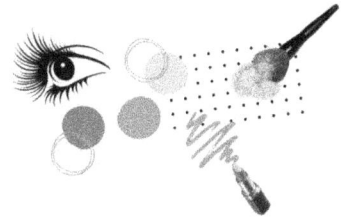

Guía de Práctica de Maquillaje y Notas

Cada obra maestra empieza con práctica. Usa esta página como tu laboratorio creativo - un espacio seguro para experimentar, probar looks atrevidos y aprender de cada trazo. Cada intento, sea perfecto o no, te acerca a la maestría.

Cómo Usar Esta Página:
- **Experimenta** - Juega con distintos productos, tonos y texturas.
- **Observa** - Presta atención al difuminado, al equilibrio y a la simetría.
- **Mejora** - Escribe lo que funcionó bien y lo que refinarías la próxima vez.
- **Sé Atrevido -** ¡No te detengas! El maquillaje es libertad, no reglas.

Reflexión y Notas:
- *¿Qué nueva técnica exploré hoy?*
- *¿Qué parte del look salió mejor?*
- *¿Qué podría ajustar para mejorarlo la próxima vez?*

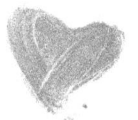

Consejo profesional: *El progreso importa más que la perfección. Cada página que llenas es prueba de tu crecimiento como artista.*

_____
_____
_____
_____
_____
_____
_____
_____

Estilo de Maquillaje: _____ Tipo: _____
Base: _____ Duración: _____
Polvos: _____ Fecha: _____
Rubor: _____ Artista: _____
Contorno: _____ Evento: _____

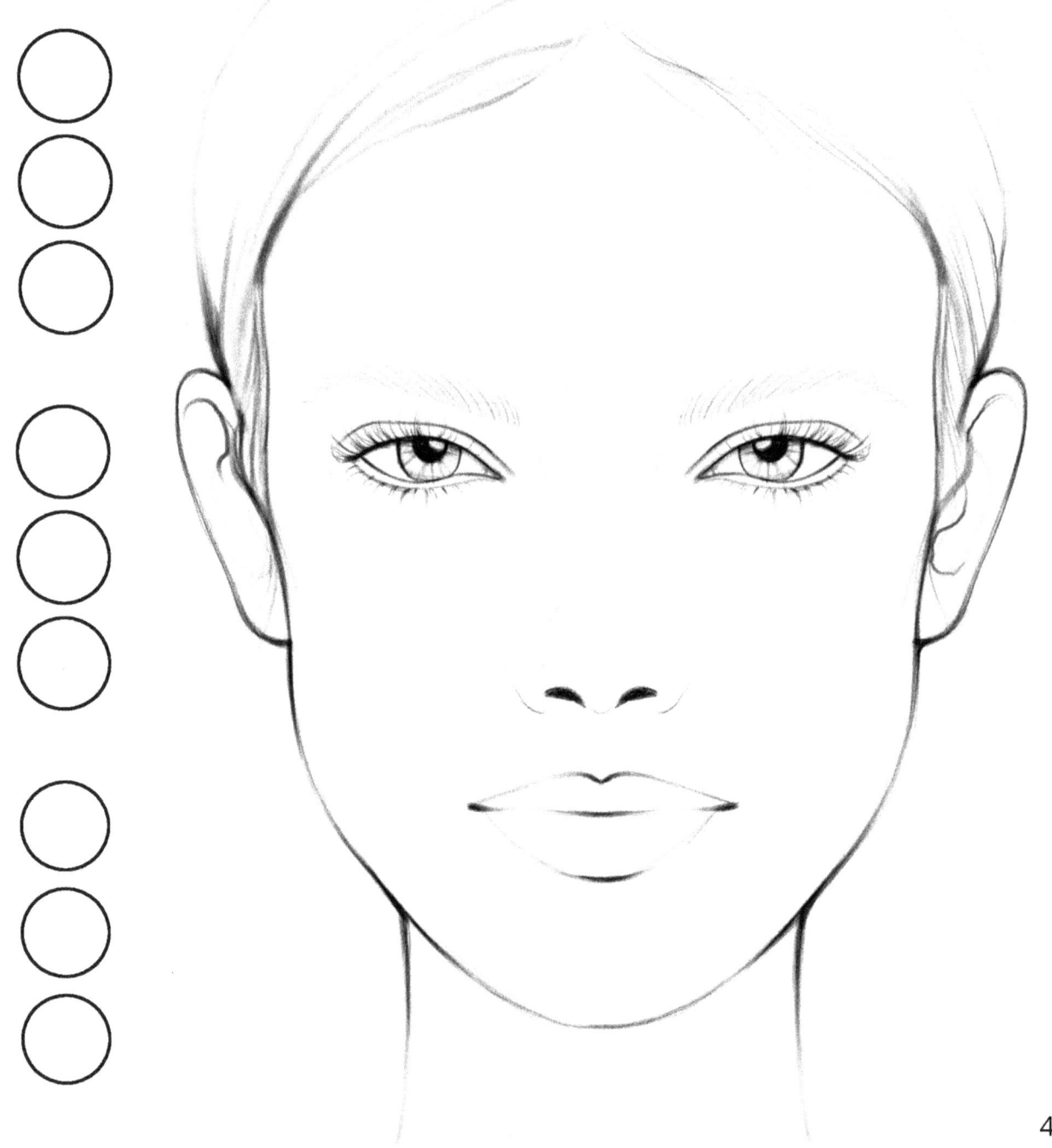

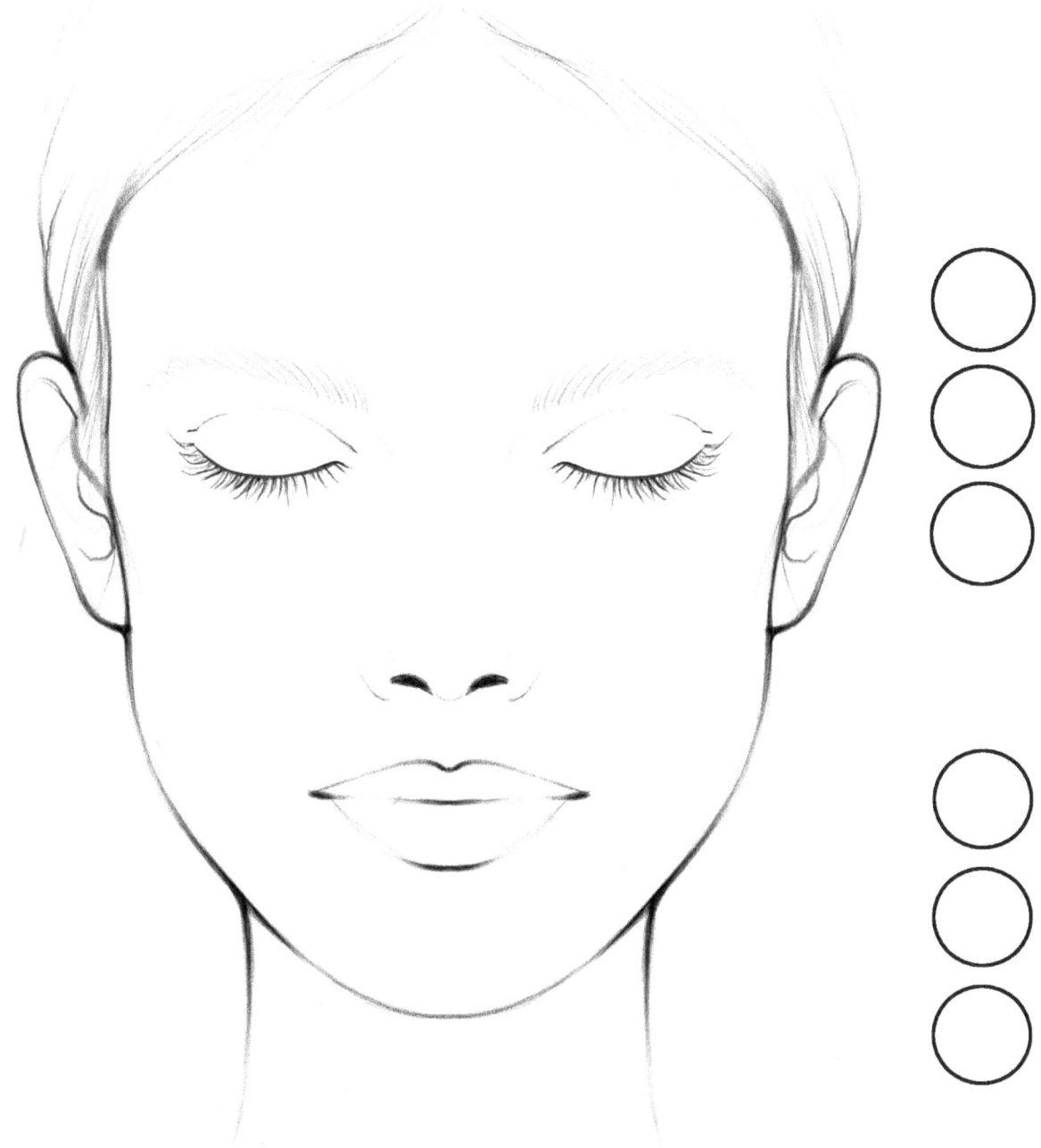

Estilo de Maquillaje: _____ Tipo: _____
Base: _____ Duración: _____
Polvos: _____ Fecha: _____
Rubor: _____ Artista: _____
Contorno: _____ Evento: _____

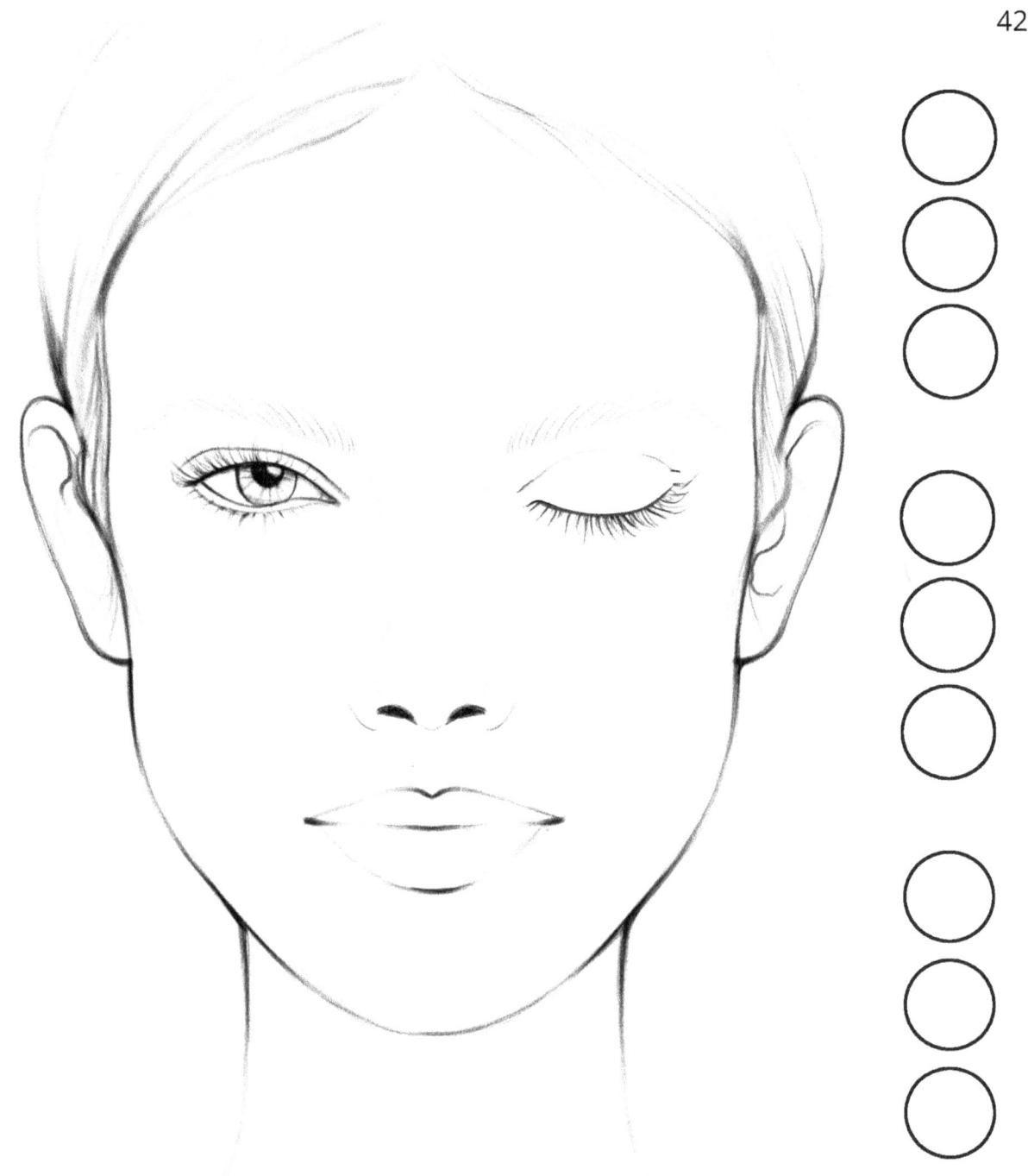

Estilo de Maquillaje: _____ Tipo: _____
Base: _____ Duración: _____
Polvos: _____ Fecha: _____
Rubor: _____ Artista: _____
Contorno: _____ Evento: _____

Tus Notas y Fotos de Inspiración

Esta página es tu tablero de memoria creativa. Pega o dibuja aquí tu look favorito y anota los detalles que lo hicieron especial.

Preguntas para Reflexionar:

- ¿Qué inspiró este look?
- ¿Qué productos o colores disfruté más?
- ¿Cómo me sentí al llevarlo?

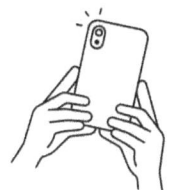

Consejo profesional: *Las fotos ayudan a seguir el progreso - una imagen de hoy inspirará tu obra maestra de mañana.*

Glamour de Alfombra Roja
- *Guía de Inspiración*

Cuando pienses en la alfombra roja, imagina elegancia audaz, piel radiante y un look que acapara todas las miradas. Este estilo se trata de confianza, dramatismo y belleza atemporal.

Usa esta página para inspirarte y crear tu transformación más glamurosa.

Qué tener en cuenta:
- **Qué?** - Ojos intensos, piel luminosa, labios definidos y un acabado impecable.
- **Cómo?** - Piensa en iluminadores brillantes, delineado dramático, pestañas largas y un color de labios llamativo.
- **Cuándo?** - Perfecto para eventos nocturnos, galas, fiestas o cualquier ocasión en la que quieras sentirte como una estrella.
- **Dónde?** - En el escenario, en un evento formal o frente a la cámara.
- **Por qué?** - Porque el glamour es más que maquillaje: es confianza, elegancia y saber brillar bajo los reflectores.

Consejo profesional: *En los looks glamurosos, el equilibrio es la clave. Si destacas los ojos, mantén los labios más discretos, o viceversa. Deja que un rasgo sea el protagonista del espectáculo.*

Guía de Práctica de Maquillaje y Notas

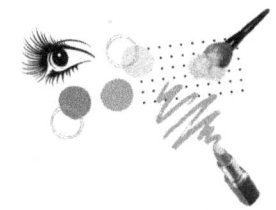

Cada look es una oportunidad para aprender. Usa esta página para desafiarte, probar ideas atrevidas y refinar tu arte. Los errores no son fracasos; son pasos hacia la maestría.

Cómo Usar Esta Página:
- **Experimenta** - Prueba combinaciones de color inusuales o nuevas texturas.
- **Observa** - Nota cómo la luz y la sombra cambian el efecto.
- **Mejora** - Anota lo que realza tus rasgos y lo que ajustarías.
- **Sé Valiente** - El crecimiento viene de elecciones arriesgadas.

Reflexión y Notas
- ¿Qué descubrí hoy?
- ¿Qué parte me sorprendió?
- ¿Qué repetiría o evitaría la próxima vez?

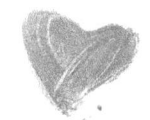

Consejo profesional*: Cada trazo es práctica para la obra maestra que aún no has creado.*

_____

_____

_____

_____

_____

_____

Estilo de Maquillaje: _____ Tipo: _____
Base: _____ Duración: _____
Polvos: _____ Fecha: _____
Rubor: _____ Artista: _____
Contorno: _____ Evento: _____

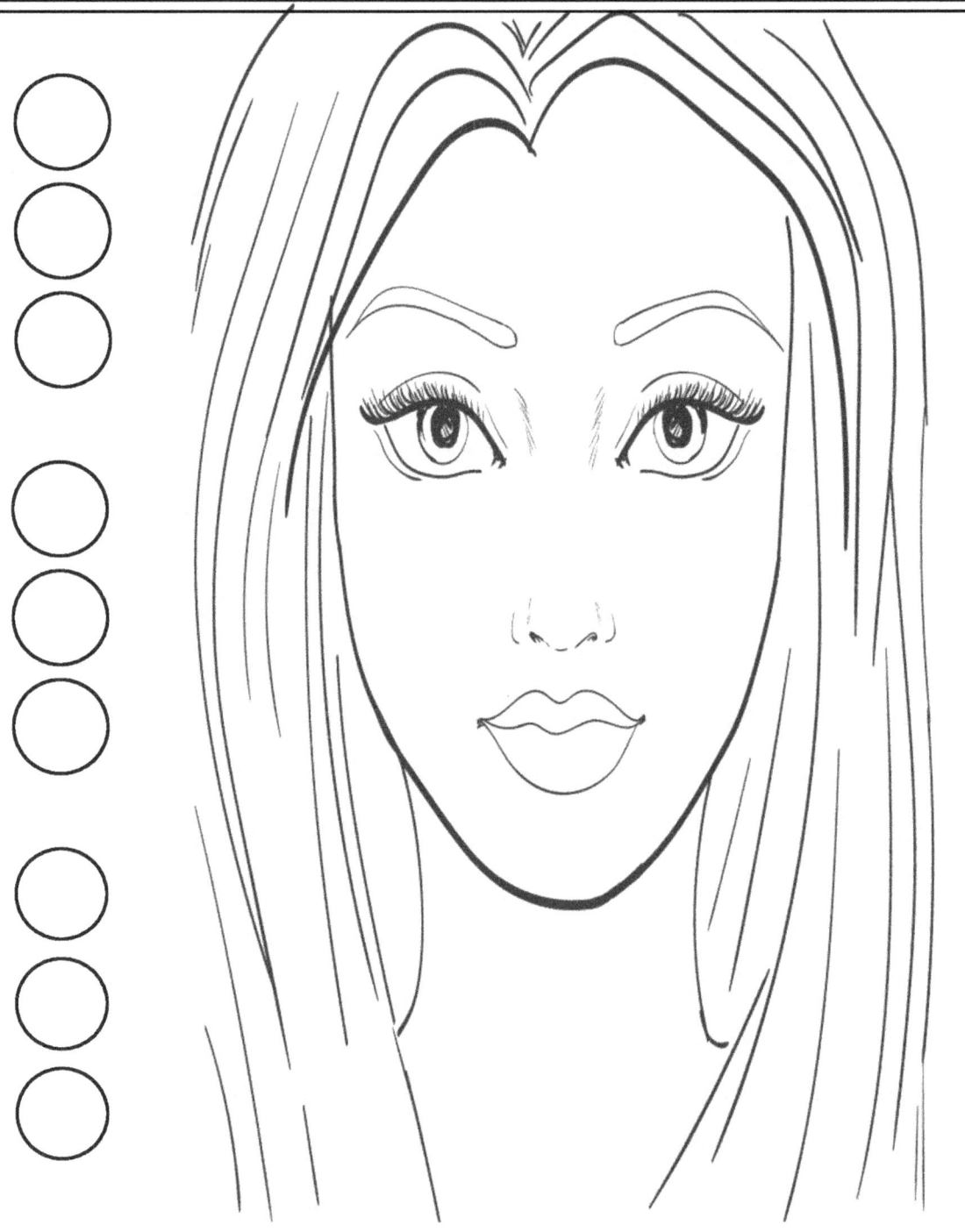

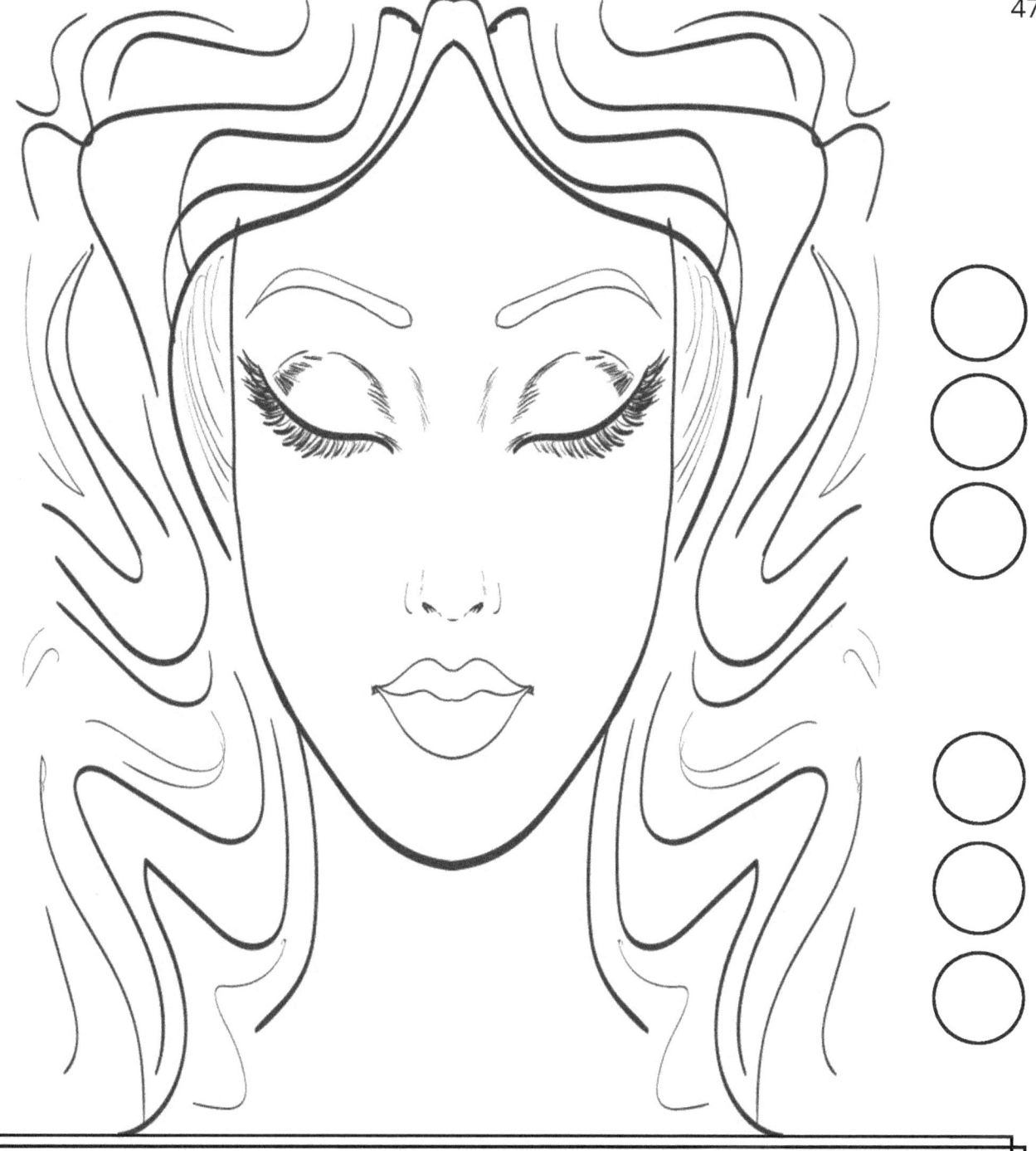

Estilo de Maquillaje: _____ Tipo: _____
Base: _____ Duración: _____
Polvos: _____ Fecha: _____
Rubor: _____ Artista: _____
Contorno: _____ Evento: _____

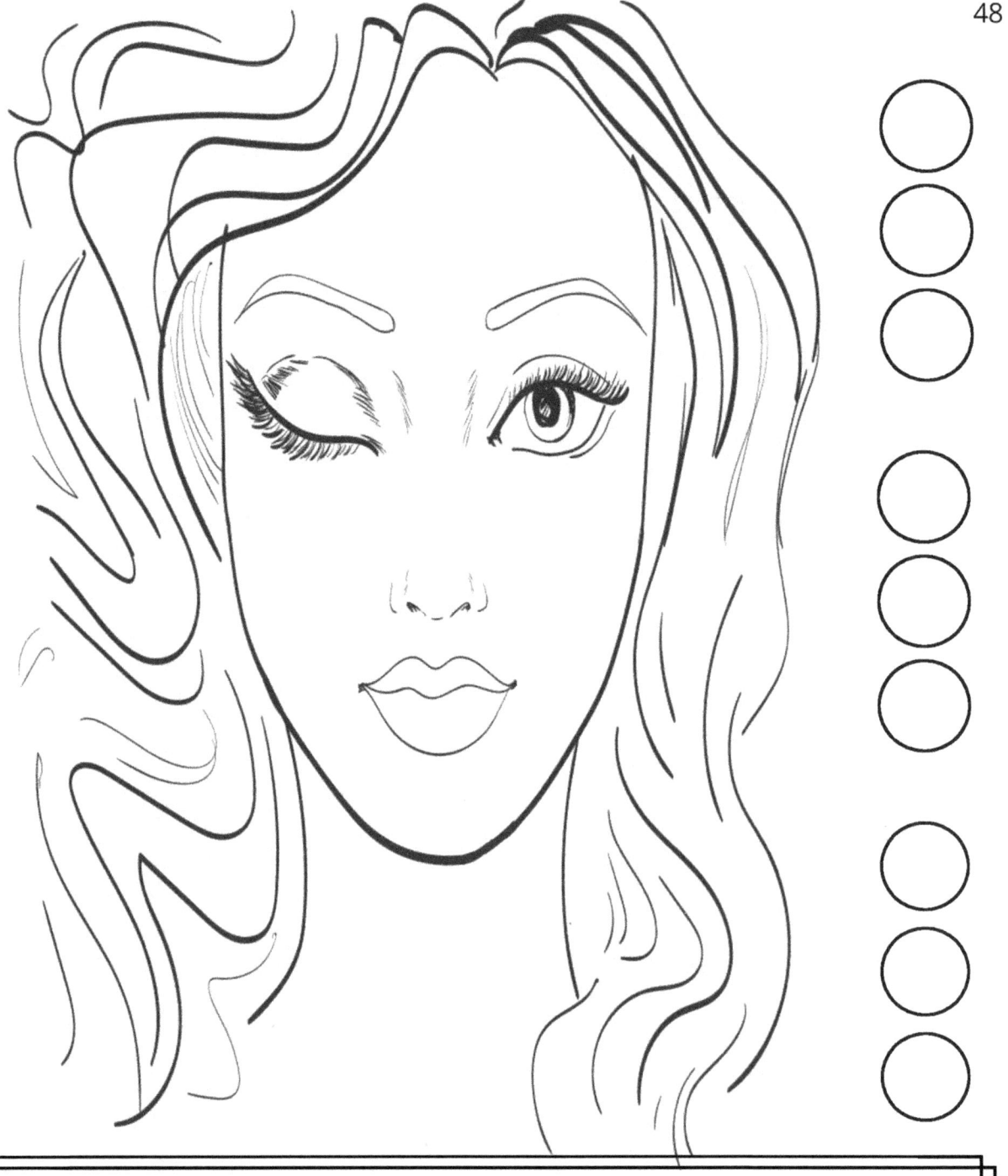

Estilo de Maquillaje: _____ Tipo: _____
Base: _____ Duración: _____
Polvos: _____ Fecha: _____
Rubor: _____ Artista: _____
Contorno: _____ Evento: _____

Tus Notas y Fotos de Inspiración

Cada look cuenta una historia. Usa esta página para capturar el momento - ya sea con un selfie, un dibujo o notas que reflejen tu progreso.

Preguntas para Reflexionar:

- ¿Cuál fue la ocasión para este look?
- ¿Cuál fue el rasgo más destacado (ojos, labios, piel)?
- ¿Qué ajustaría la próxima vez?

Consejo profesional*: El maquillaje es arte, pero también es memoria. Guárdalo aquí para siempre.*

_____
_____
_____
_____
_____
_____
_____
_____

Guía de Práctica de Maquillaje y Notas

La práctica hace el progreso. Esta página es tu campo de entrenamiento - un lugar para perfeccionar tus habilidades, un look a la vez. La perfección no es la meta, el crecimiento sí lo es.

Cómo Usar Esta Página:
- **Experimenta** - Concéntrate en un solo rasgo (ojos, labios, cejas) para dominarlo.
- **Observa** - Compara diferentes estilos lado a lado.
- **Mejora** - Registra lo que ahorra tiempo y lo que lo retrasa.
- **Mantén la Curiosidad** - El maquillaje evoluciona, y tu práctica también debería hacerlo.

Reflexión y Notas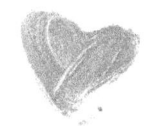
- ¿Qué técnica se me facilitó hoy?
- ¿Qué detalle aún necesito pulir?
- ¿Cómo me hizo sentir este look?

Consejo profesional: Los mejores maquilladores nunca dejan de aprender - solo hacen que aprender se vea glamuroso.

_____

_____

_____

_____

_____

_____

_____

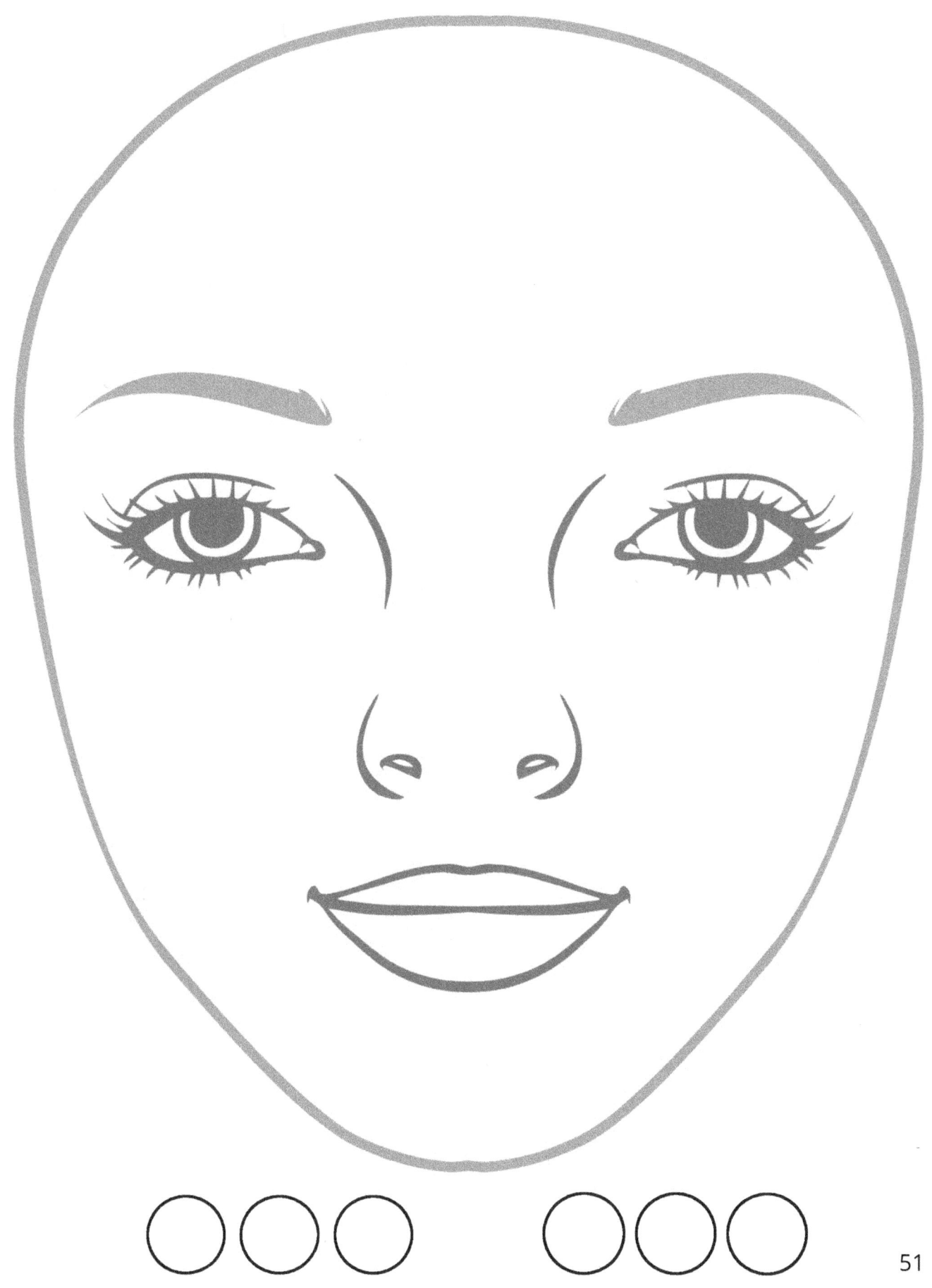

51

⭐ CLIENTE

Nombre: ....
Fecha: ....
Teléfono/Email: ....
Artista: ....

Artista de Maquillaje

Estilo de Maquillaje: ....
Duración: ....
Evento: ....

⭐ CUIDADO DE LA PIEL

Tónico: ....
Esencia/Suero: ....
Contorno de Ojos: ....
Hidratante: ....
Protector Solar: ....
Cuidado Especial: ....

⭐ MEJILLAS

Contorno: ....
Bronzer: ....
Iluminador: ....
Rubor: ....

⭐ LABIOS

Hidratante de Labios: ....
Labial: ....
Perfilador: ....
Gloss: ....

◯ ◯ ◯ ◯

⭐ ROSTRO

Prebase: ....
Corrector: ....
Base: ....
Polvos: ....

Spray Fijador: ....

⭐ OJOS

Prebase de Ojos: ....
Corrector de Ojeras: ....
Sombras: ....

◯ ◯ ◯ ◯ ◯

Párpado: ....
Delineador: ....
Máscara de Pestañas: ....
Pestañas: ....
Cejas: ....
Iluminador de Cejas: ....

NOTAS

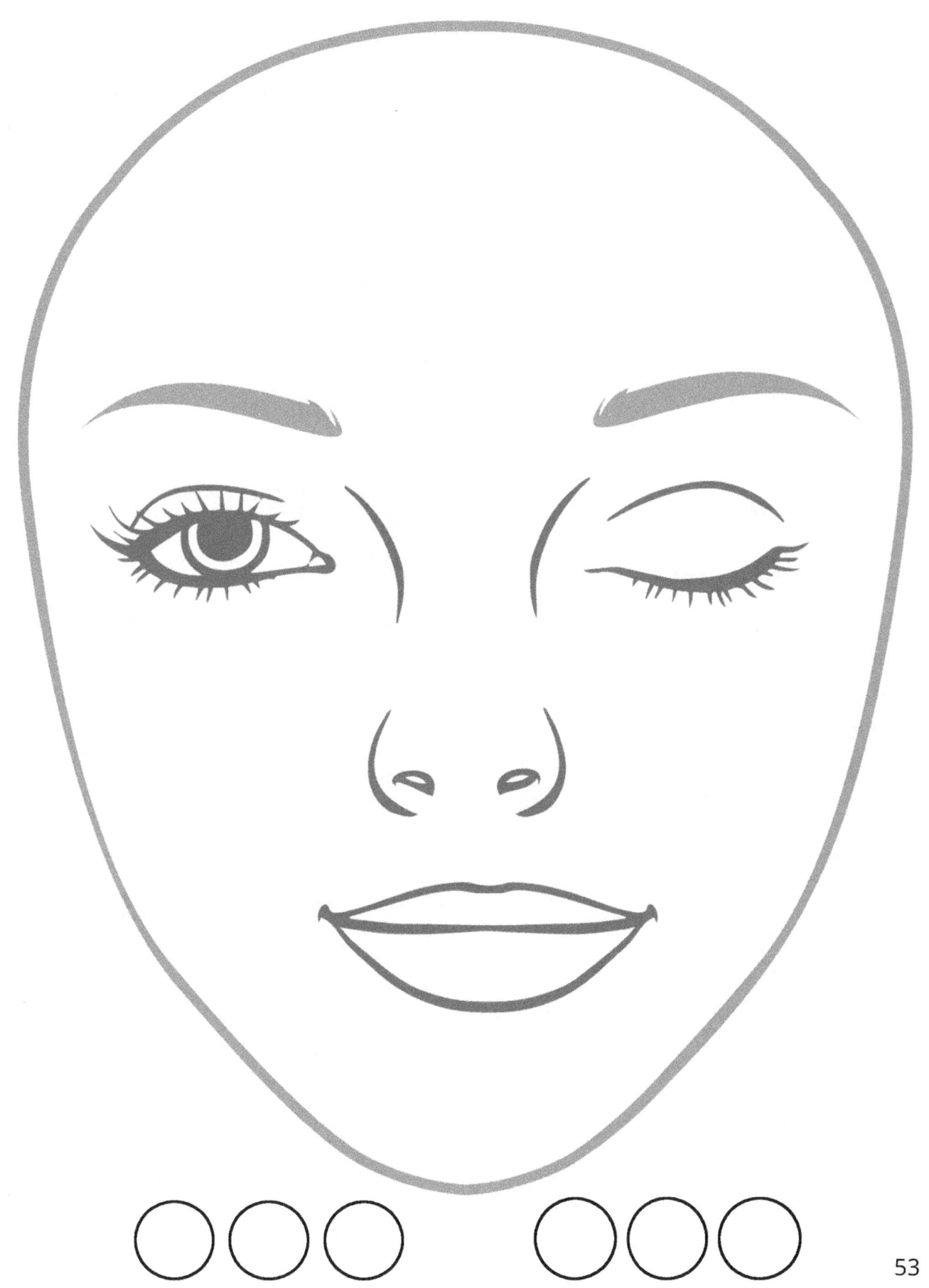

⭐ CLIENTE

Nombre: ....
Fecha: ....
Teléfono/Email: ....
Artista: ....

Artista de Maquillaje

Estilo de Maquillaje: ....
Duración: ....
Evento: ....

⭐ CUIDADO DE LA PIEL

Tónico: ....
Esencia/Suero: ....
Contorno de Ojos: ....
Hidratante: ....
Protector Solar: ....
Cuidado Especial: ....

⭐ MEJILLAS

Contorno: ....
Bronzer: ....
Iluminador: ....
Rubor: ....

⭐ LABIOS

Hidratante de Labios: ....
Labial: ....
Perfilador: ....
Gloss: ....

◯ ◯ ◯ ◯

Spray Fijador: ....

⭐ ROSTRO

Prebase: ....
Corrector: ....
Base: ....
Polvos: ....

⭐ OJOS

Prebase de Ojos: ....
Corrector de Ojeras: ....
Sombras: ....

◯ ◯ ◯ ◯ ◯

Párpado: ....
Delineador: ....
Máscara de Pestañas: ....
Pestañas: ....
Cejas: ....
Iluminador de Cejas: ....

📝 NOTAS

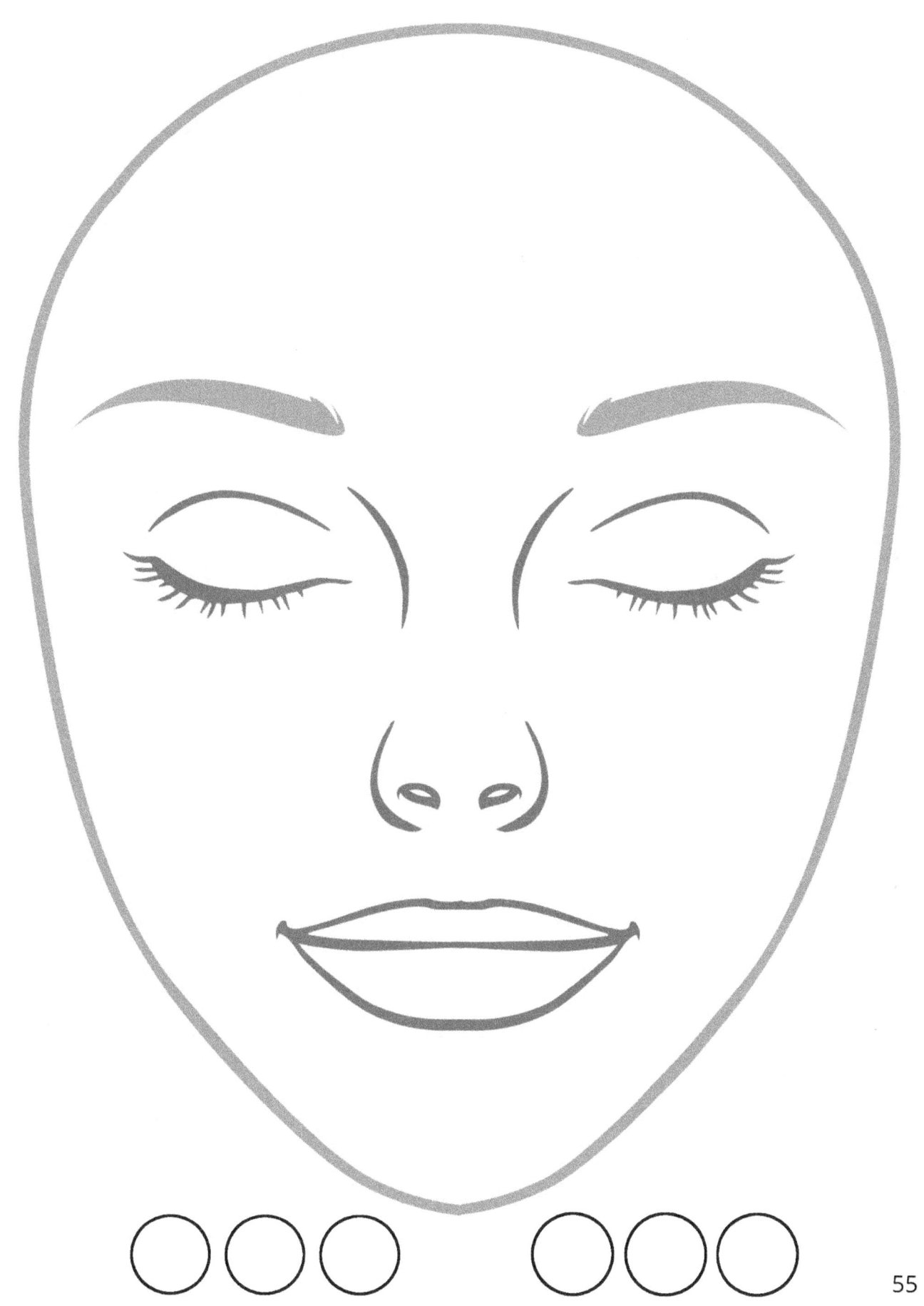

⭐ CLIENTE

Nombre: ....
Fecha: ....
Teléfono/Email: ....
Artista: ....

Artista de Maquillaje

Estilo de Maquillaje: ....
Duración: ....
Evento: ....

⭐ CUIDADO DE LA PIEL

Tónico: ....
Esencia/Suero: ....
Contorno de Ojos: ....
Hidratante: ....
Protector Solar: ....
Cuidado Especial: ....

⭐ ROSTRO

Prebase: ....
Corrector: ....
Base: ....
Polvos: ....

⭐ OJOS

Prebase de Ojos: ....
Corrector de Ojeras: ....
Sombras: ....

◯ ◯ ◯ ◯ ◯

Párpado: ....
Delineador: ....
Máscara de Pestañas: ....
Pestañas: ....
Cejas: ....
Iluminador de Cejas: ....

⭐ MEJILLAS

Contorno: ....
Bronzer: ....
Iluminador: ....
Rubor: ....

⭐ LABIOS

Hidratante de Labios: ....
Labial: ....
Perfilador: ....
Gloss: ....

◯ ◯ ◯ ◯

Spray Fijador: ....

NOTAS

Tus Notas y Fotos de Inspiración

Cada look cuenta una historia. Usa esta página para capturar el momento - ya sea con un selfie, un dibujo o notas que reflejen tu progreso.

Preguntas para Reflexionar:
- ¿Cuál fue la ocasión para este look?
- ¿Cuál fue el rasgo más destacado (ojos, labios, piel)?
- ¿Qué ajustaría la próxima vez?

Consejo profesional: *El maquillaje es arte, pero también es memoria. Guárdalo aquí para siempre.*

Guía de Práctica de Maquillaje y Notas

La creatividad crece con la constancia. Esta página es tu recordatorio de seguir practicando, incluso si son solo unos minutos al día. Los pequeños pasos suman grandes resultados.

Cómo Usar Esta Página:
- **Experimenta** - Prueba un look rápido de 10 minutos.
- **Observa** - Anota qué atajos siguen viéndose pulidos.
- **Mejora** - Identifica qué productos realmente necesitas y cuáles puedes omitir.
- **Sé Juguetón** - A veces los errores llevan a tus mejores descubrimientos.

Reflexión y Notas
- ¿Cuál fue mi éxito más rápido hoy?
- ¿Qué producto salvó el look?
- ¿Qué usé en exceso o no necesitaba?

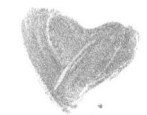

Consejo profesional: *El gran maquillaje no se trata de más productos - sino de un uso más inteligente de lo que tienes.*

_____

_____

_____

_____

_____

_____

_____

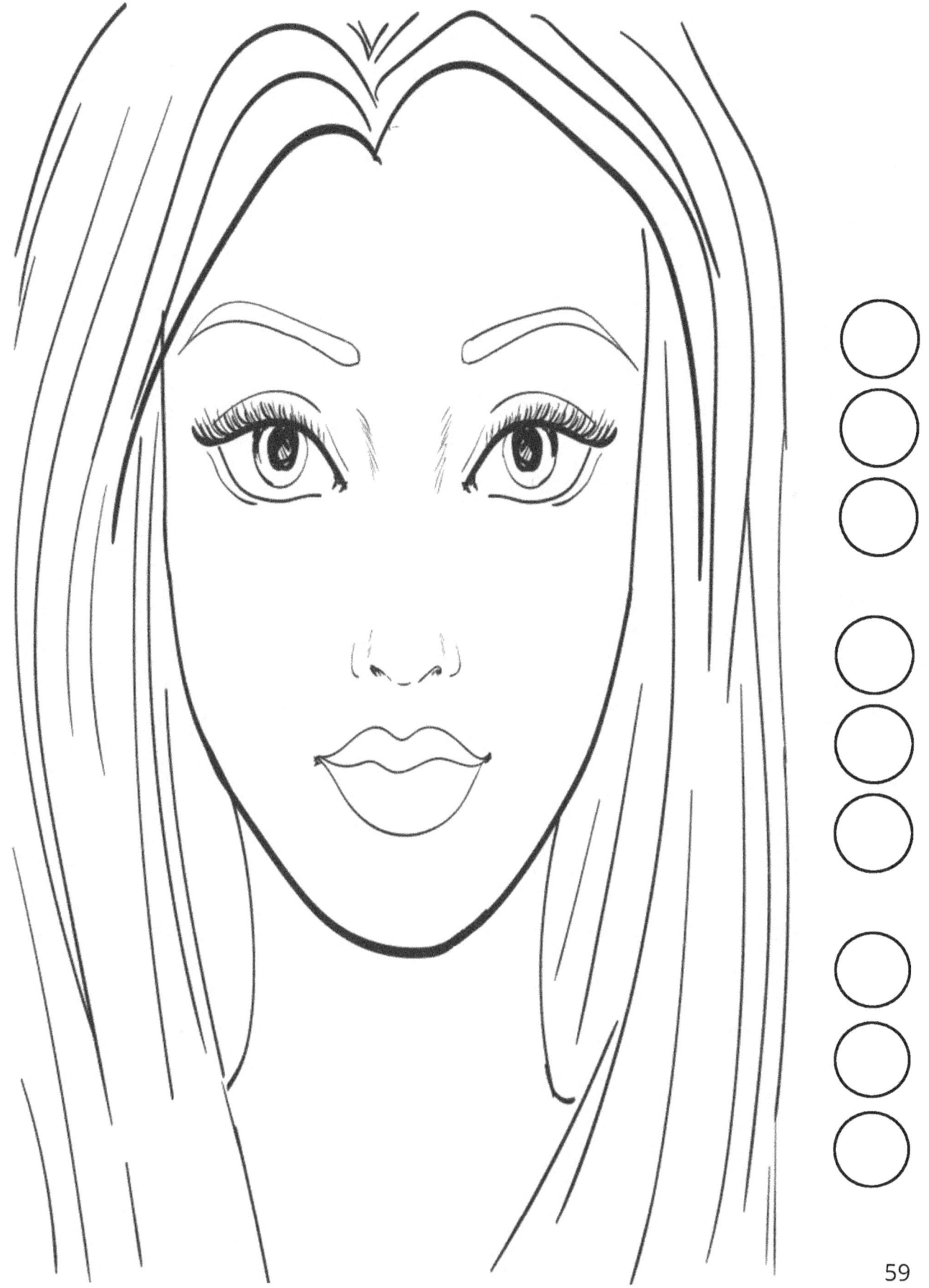

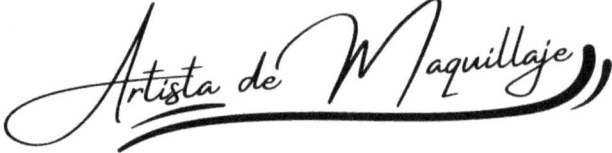

Enfoque Ojos y Cejas

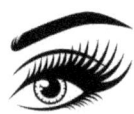

OJOS
- Prebase de Ojos: _____
- Sombras: _____
- Delineador: _____
- Máscara: _____
- Pestañas: _____
- Cejas: _____
- Iluminador de Cejas: _____

MEJILLAS
- Contorno: _____
- Rubor: _____
- Iluminador: _____

NOTAS (Enfoque en Ojos)
_____
_____
_____

Consejo profesional: "El difuminado lo es todo - cuanto más suave la transición, más profesional será el look."

_____
_____

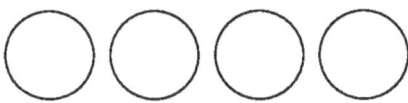

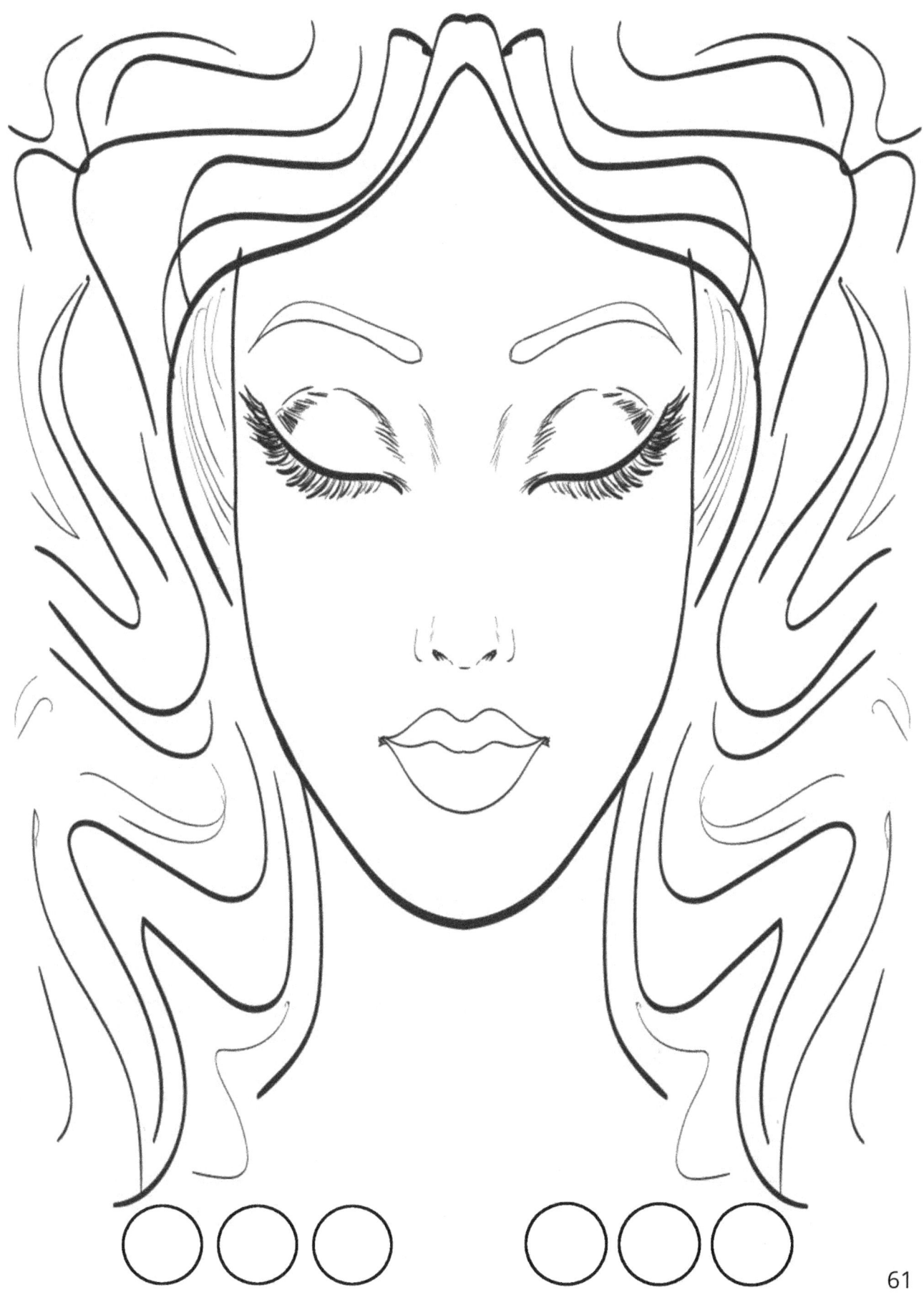

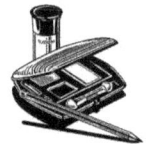 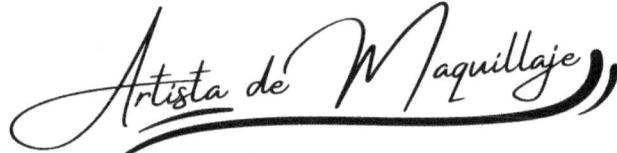

Enfoque Ojos y Cejas

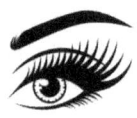

OJOS
- Prebase de Ojos: _____
- Sombras: _____
- Delineador: _____
- Máscara: _____
- Pestañas: _____
- Cejas: _____
- Iluminador de Cejas: _____

MEJILLAS
- Contorno: _____
- Rubor: _____
- Iluminador: _____

NOTAS (Enfoque en Ojos)
_____
_____
_____

Consejo profesional: *"El difuminado lo es todo - cuanto más suave la transición, más profesional será el look."*

_____
_____
_____

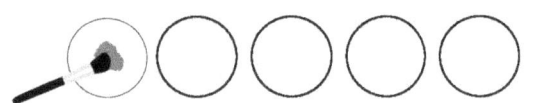 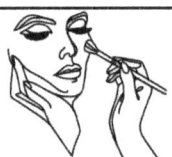 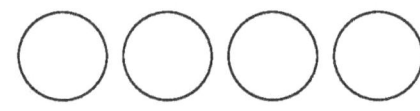

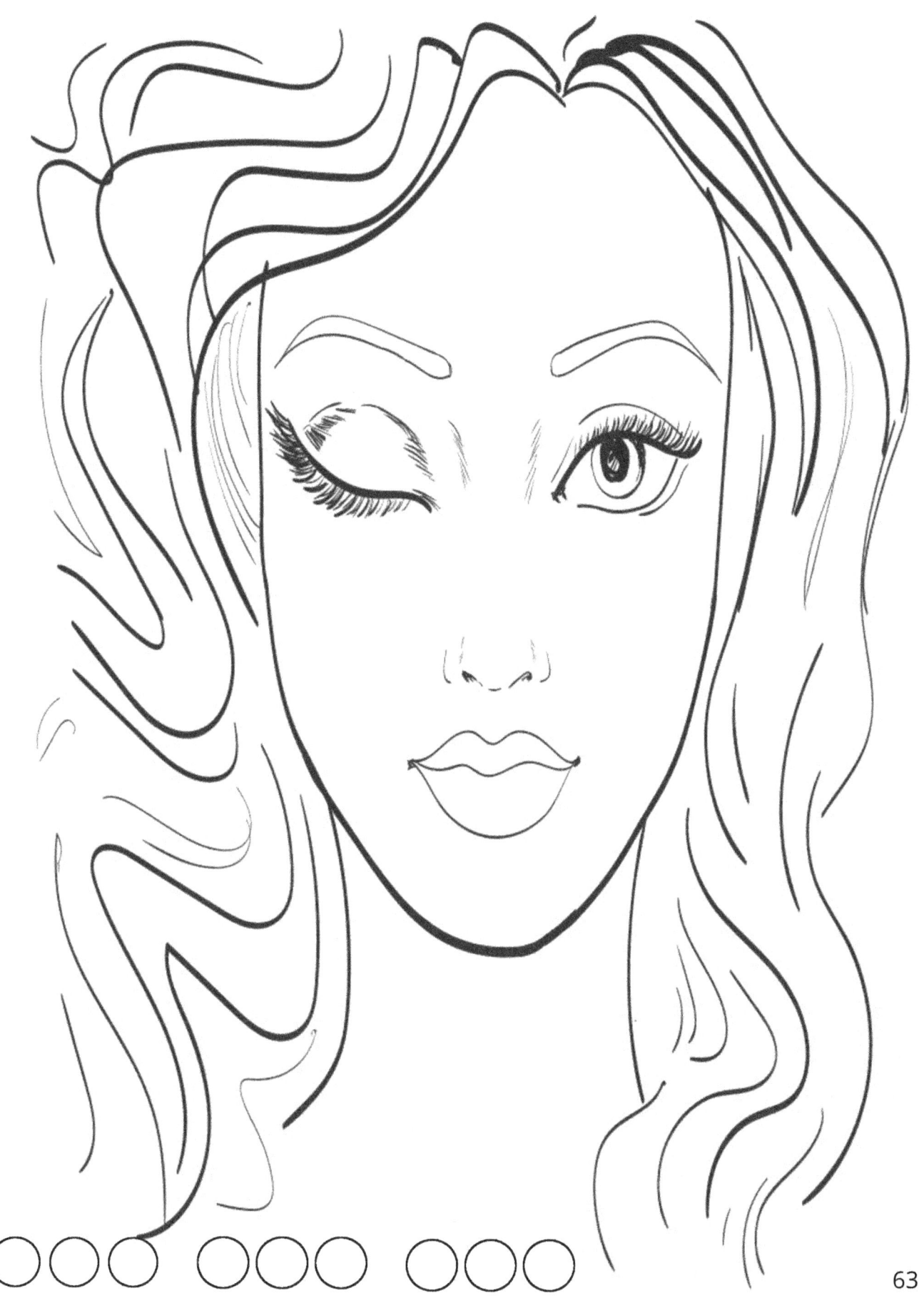

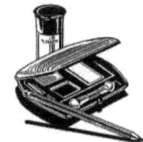 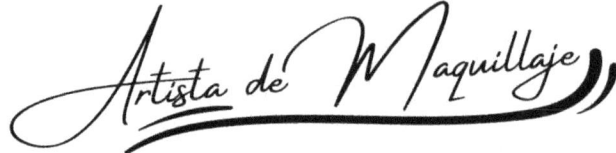

Enfoque Ojos y Cejas

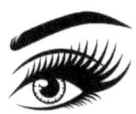

OJOS
- Prebase de Ojos: _____
- Sombras: _____
- Delineador: _____
- Máscara: _____
- Pestañas: _____
- Cejas: _____
- Iluminador de Cejas: _____

MEJILLAS
- Contorno: _____
- Rubor: _____
- Iluminador: _____

NOTAS (Enfoque en Ojos)
_____
_____
_____

Consejo profesional: *"El difuminado lo es todo - cuanto más suave la transición, más profesional será el look."*

_____
_____
_____

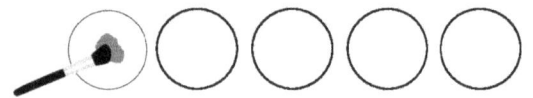 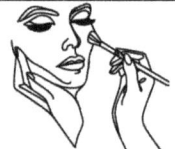 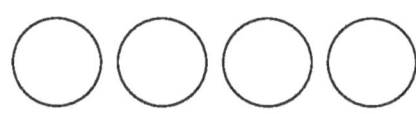

Tus Notas y Fotos de Inspiración

Esta es tu galería personal. Muestra tu look con una foto y reflexiona sobre las técnicas que mejor funcionaron.

Preguntas para Reflexionar:

- ¿Qué parte del look destacó más?
- ¿Descubrí una técnica o truco nuevo?
- ¿Volvería a usar este look?

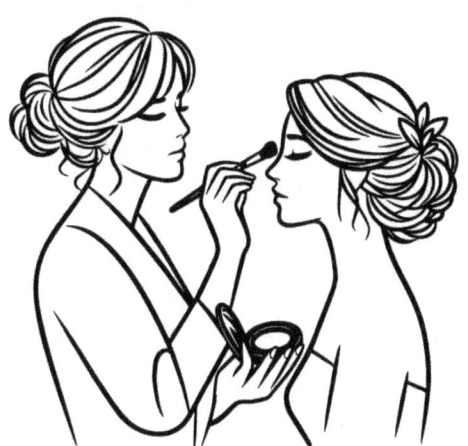

Consejo profesional: *Cada galería crece con la práctica - sigue añadiendo obras maestras.*

_____

_____

_____

_____

_____

_____

_____

_____

Guía de Práctica de Maquillaje y Notas

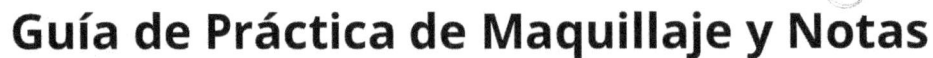

Este es tu espacio seguro. Sin juicios, sin reglas - solo exploración. Cada intento aporta más confianza y control sobre tu arte.

Cómo Usar Esta Página:
- **Experimenta** - Rompe las reglas: labios intensos con ojos intensos, o formas poco comunes.
- **Observa** - Nota cómo elecciones poco convencionales pueden seguir viéndose equilibradas.
- **Mejora** - Escribe un riesgo que valga la pena repetir.
- **Hazlo Tuyo** - La confianza hace que incluso los looks imperfectos brillen.

Reflexión y Notas
- ¿Qué elección atrevida funcionó mejor de lo esperado?
- ¿Qué ajustaría para mantener el equilibrio?
- ¿Me sorprendí a mí mismo hoy?

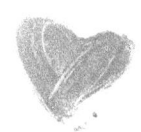

Consejo profesional: *A veces "demasiado" se convierte en lo perfecto cuando se lleva con confianza.*

_____

_____

_____

_____

_____

_____

_____

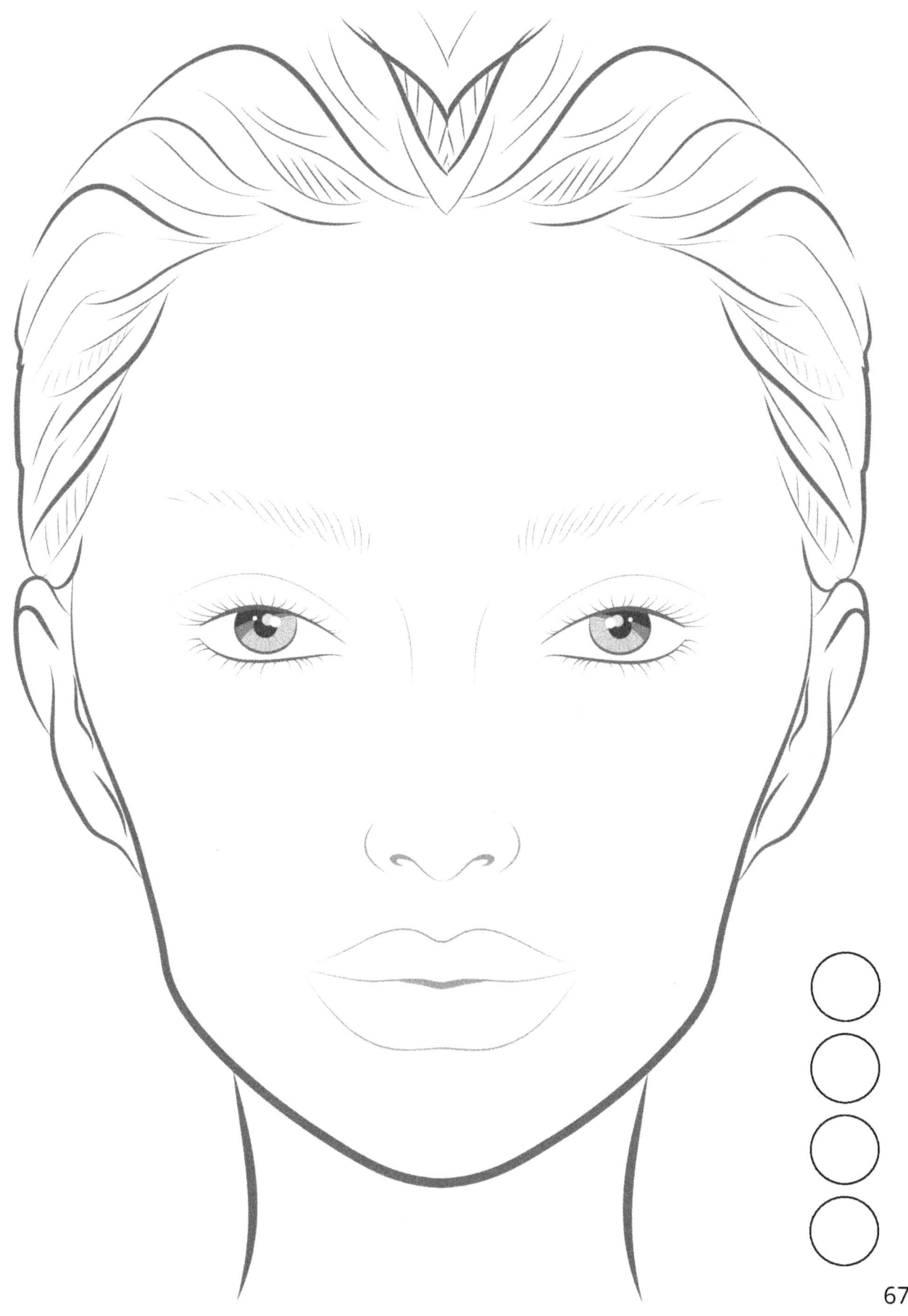

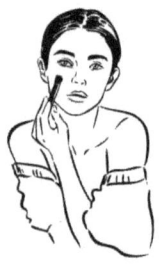

Enfoque en Piel y Rostro

PREPARACIÓN DE LA PIEL
- Tónico: _____
- Esencia/Suero: _____
- Contorno de Ojos: _____
- Hidratante: _____
- Protector Solar: _____
- Cuidado Especial: _____

ROSTRO
- Prebase: _____
- Base: _____
- Corrector: _____
- Polvos: _____
- Spray Fijador: _____

NOTAS (Enfoque en Piel y Base)
_____
_____
_____

Consejo profesional: *"La piel sana y preparada es el verdadero lienzo - nunca te saltes la hidratación."*
_____
_____

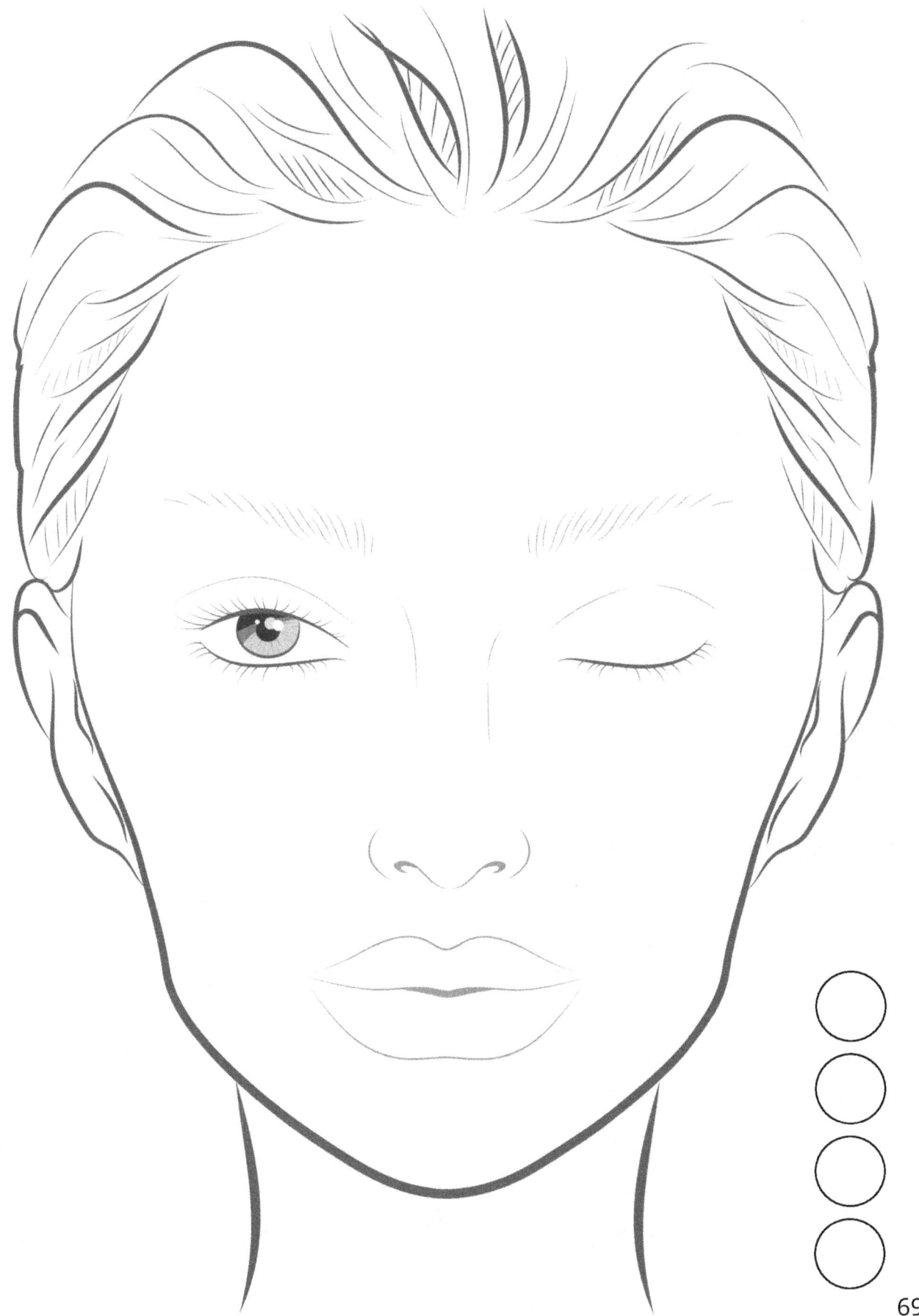

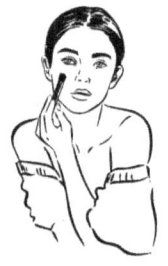

Enfoque en Piel y Rostro

PREPARACIÓN DE LA PIEL
- Tónico: _____
- Esencia/Suero: _____
- Contorno de Ojos: _____
- Hidratante: _____
- Protector Solar: _____
- Cuidado Especial: _____

ROSTRO
- Prebase: _____
- Base: _____
- Corrector: _____
- Polvos: _____
- Spray Fijador: _____

NOTAS (Enfoque en Piel y Base)
_____
_____
_____

Consejo profesional: *"La piel sana y preparada es el verdadero lienzo - nunca te saltes la hidratación."*

_____
_____

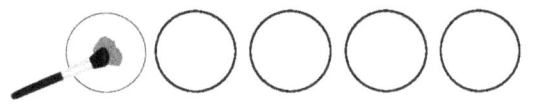
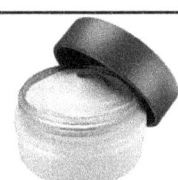
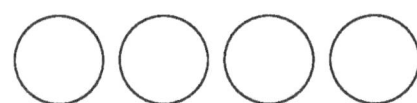

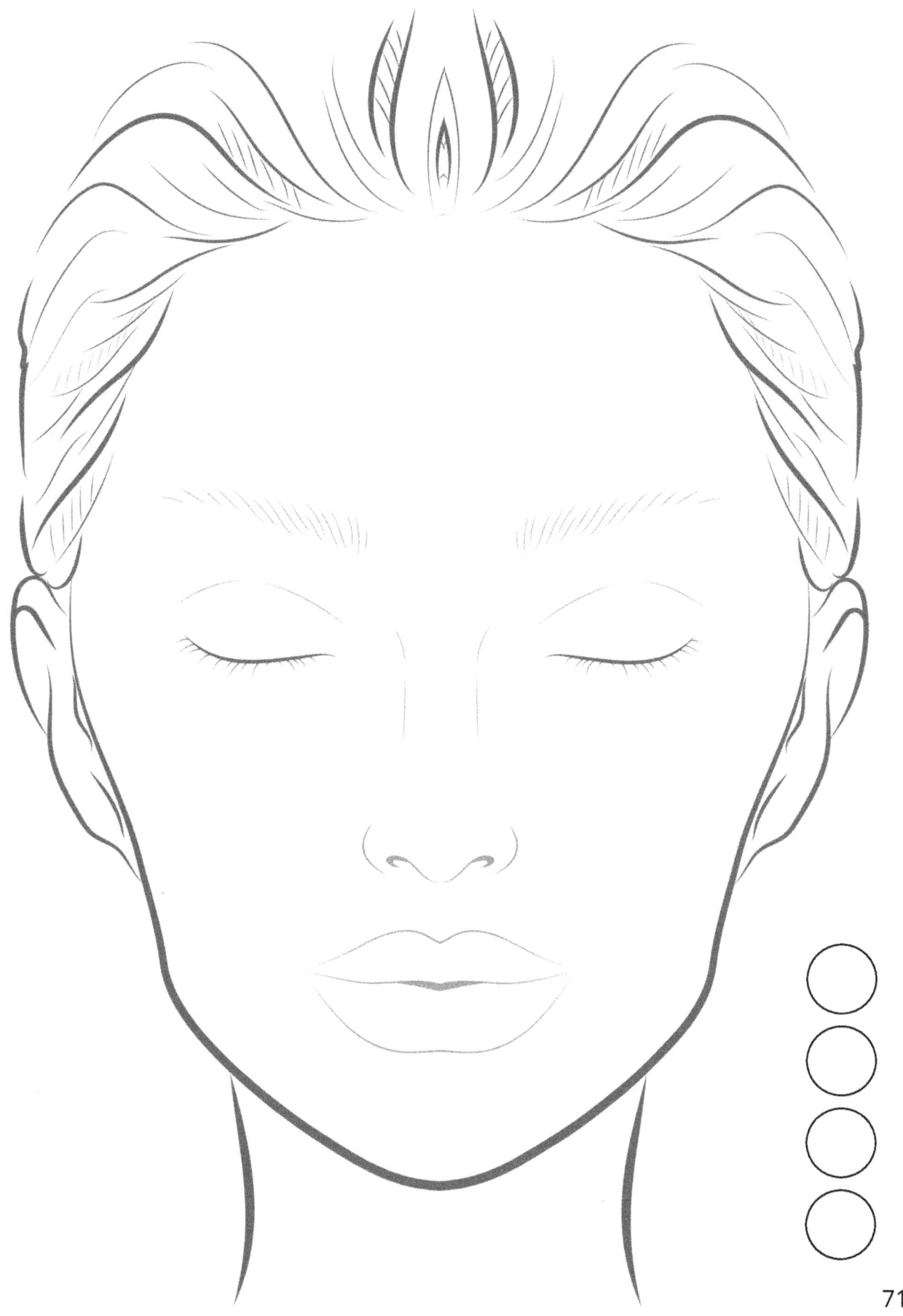

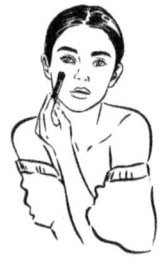

Enfoque en Piel y Rostro

PREPARACIÓN DE LA PIEL
- Tónico: _____
- Esencia/Suero: _____
- Contorno de Ojos: _____
- Hidratante: _____
- Protector Solar: _____
- Cuidado Especial: _____

ROSTRO
- Prebase: _____
- Base: _____
- Corrector: _____
- Polvos: _____
- Spray Fijador: _____

NOTAS (Enfoque en Piel y Base)
_____
_____
_____

Consejo profesional: *"La piel sana y preparada es el verdadero lienzo - nunca te saltes la hidratación."*
_____
_____

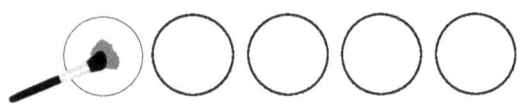
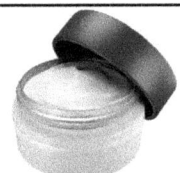
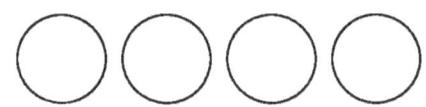

Tus Notas y Fotos de Inspiración

Esta es tu galería personal. Muestra tu look con una foto y reflexiona sobre las técnicas que mejor funcionaron.

Preguntas para Reflexionar:

- ¿Qué parte del look destacó más?
- ¿Descubrí una técnica o truco nuevo?
- ¿Volvería a usar este look?

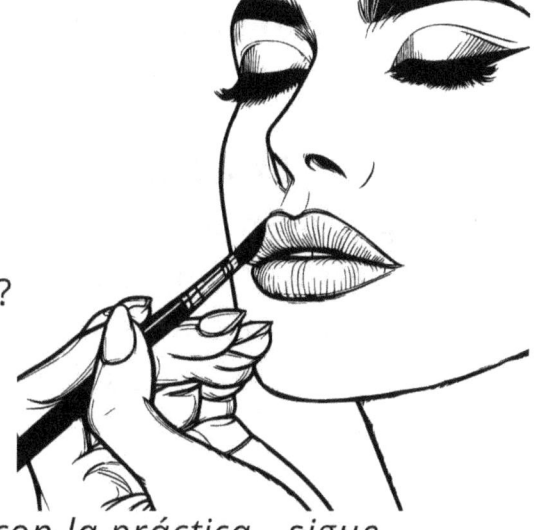

Consejo profesional: *Cada galería crece con la práctica - sigue añadiendo obras maestras.*

_____
_____
_____
_____
_____
_____
_____
_____
_____

Guía de Práctica de Maquillaje y Notas

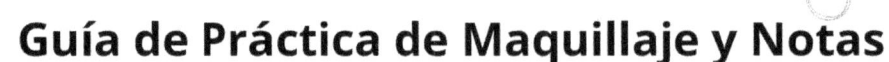

Tu arte evoluciona aquí. Piensa en esta página como un diario de tu camino creativo - cada nota, boceto y look construye tu estilo personal.

Cómo Usar Esta Página:
- **Experimenta -** Recrea una tendencia que admires.
- **Observa -** Compara tu versión con la referencia.
- **Mejora -** Ajusta pasos para adaptarlos a tus rasgos.
- **Hazlo Tuyo -** Las tendencias son solo sugerencias; el estilo es personal.

Reflexión y Notas
- ¿Qué tendencia probé hoy?
- ¿Qué se me veía mejor?
- ¿Cómo la adapté a mi estilo?

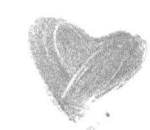

Consejo profesional*: No solo sigas tendencias - reescríbelas con tu propia voz.*

_____
_____
_____
_____
_____
_____

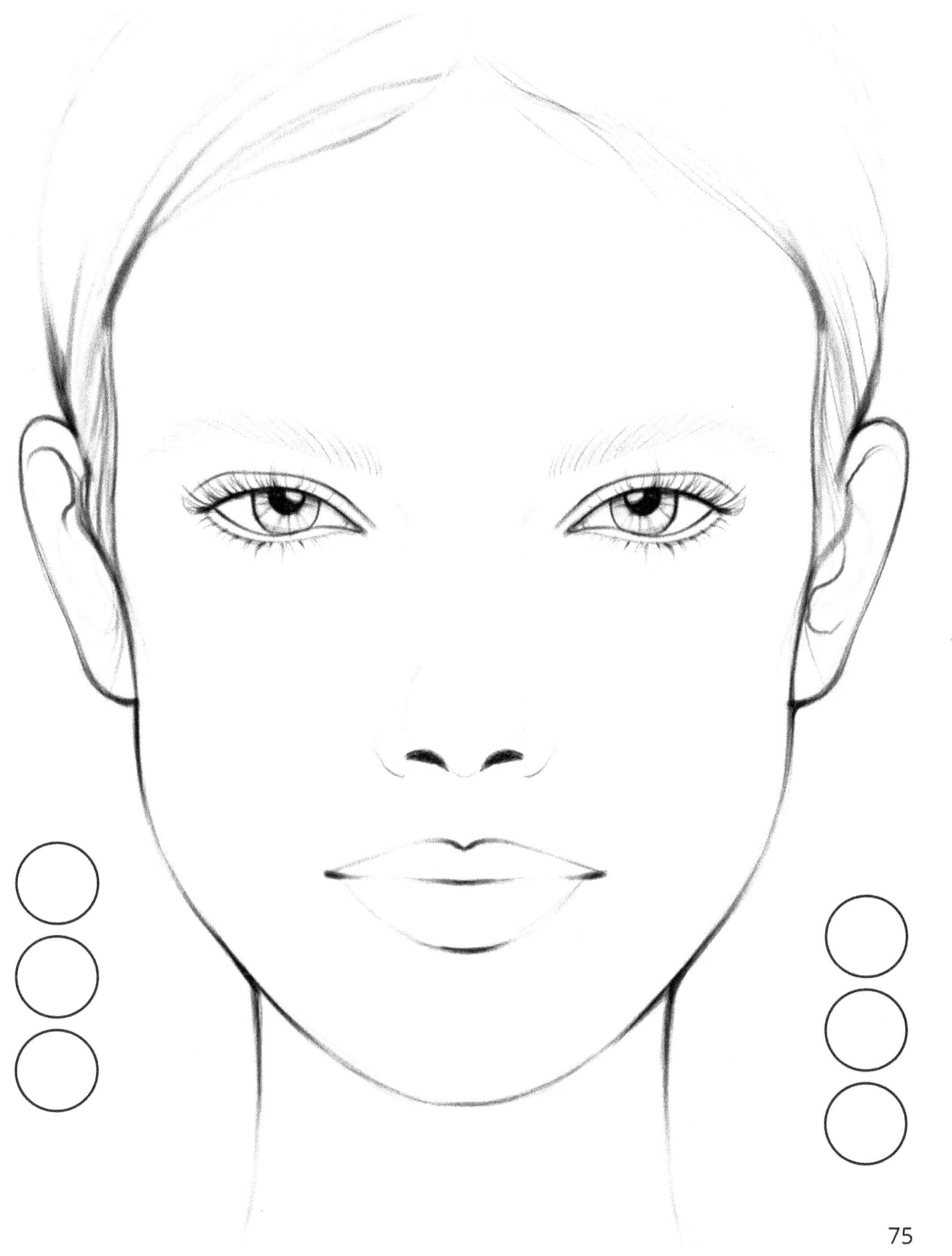

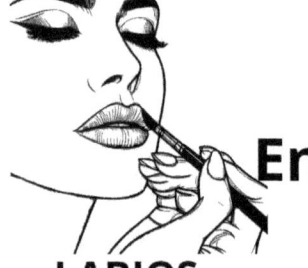 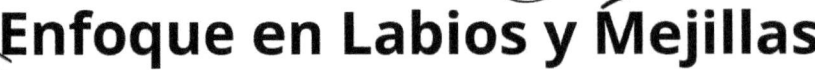 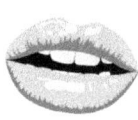

Enfoque en Labios y Mejillas

LABIOS
Hidratante de Labios: _____
Lápiz de Labios: _____
Labial: _____
Gloss: _____

MEJILLAS
Contorno: _____
Bronzer: _____
Rubor: _____
Iluminador: _____

OJOS (Notas Rápidas)
Máscara: _____
Cejas: _____

NOTAS (Enfoque en Labios y Mejillas)
_____
_____
_____

Consejo profesional: *"Labios intensos o mejillas luminosas - elige un rasgo para brillar y deja que lidere."*
_____
_____

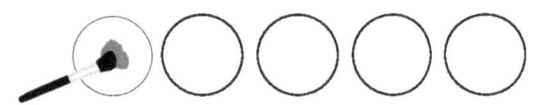 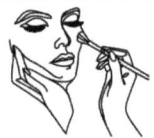 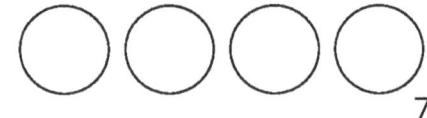

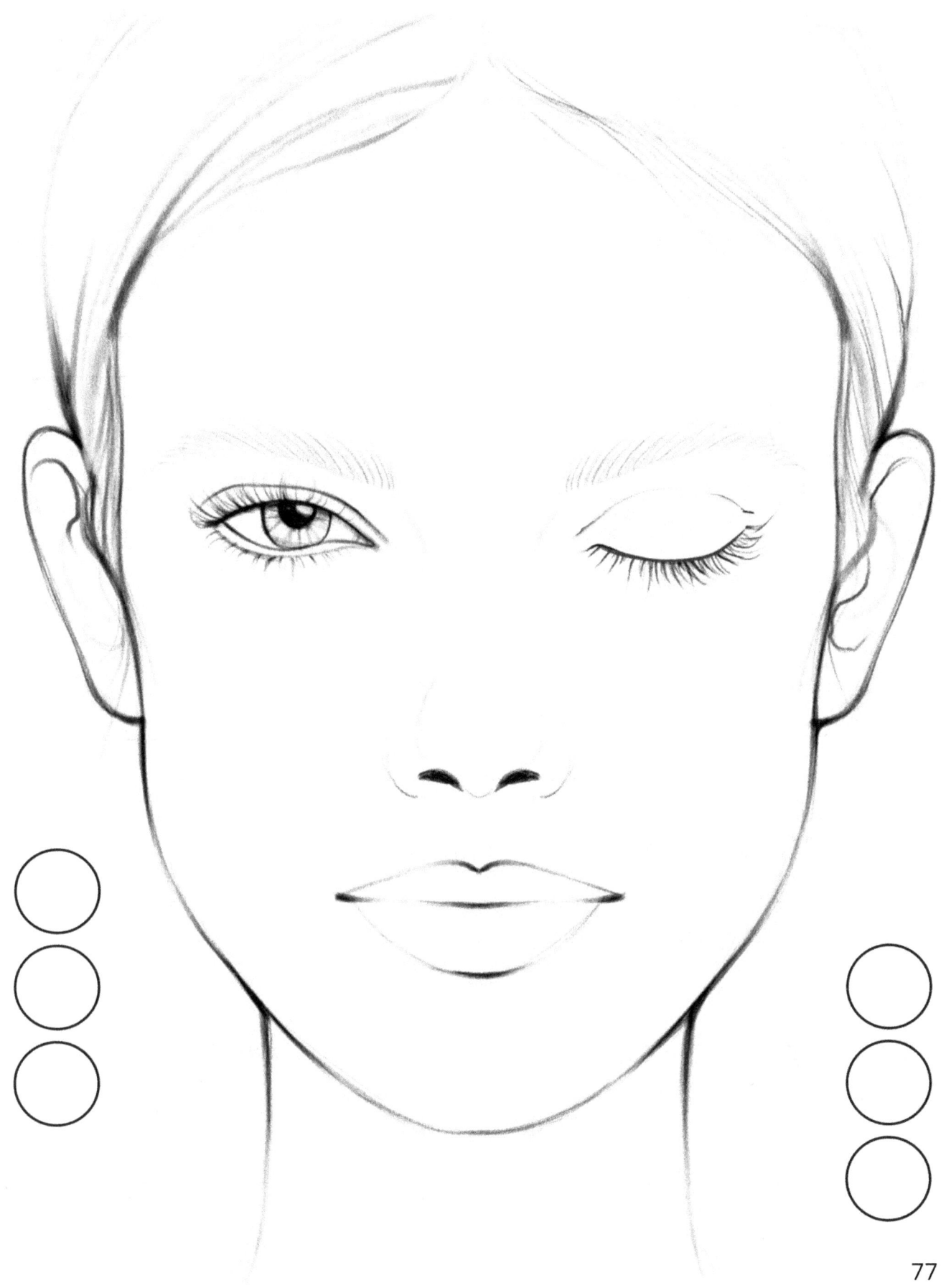

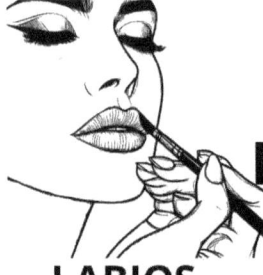
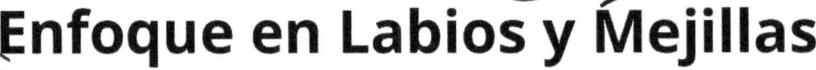
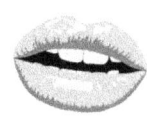

Enfoque en Labios y Mejillas

LABIOS
Hidratante de Labios: _____
Lápiz de Labios: _____
Labial: _____
Gloss: _____

MEJILLAS
Contorno: _____
Bronzer: _____
Rubor: _____
Iluminador: _____

OJOS (Notas Rápidas)
Máscara: _____
Cejas: _____

NOTAS (Enfoque en Labios y Mejillas)
_____
_____
_____

Consejo profesional: *"Labios intensos o mejillas luminosas - elige un rasgo para brillar y deja que lidere."*

_____
_____

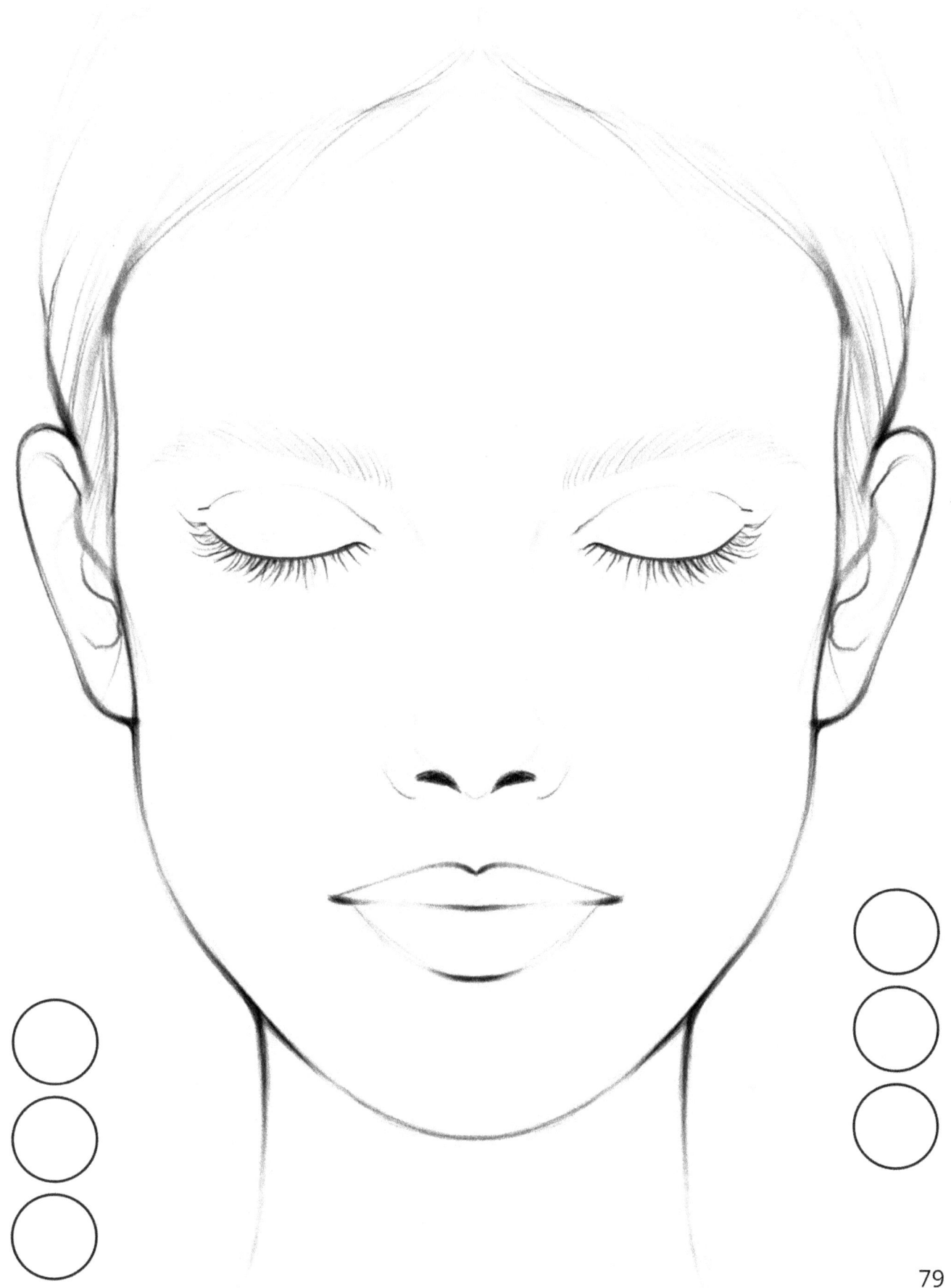

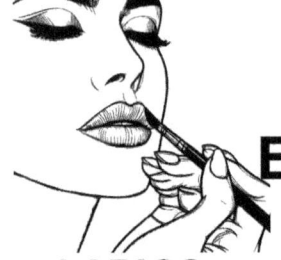 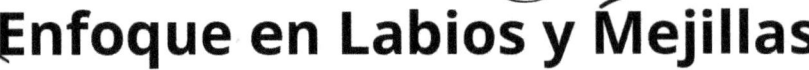 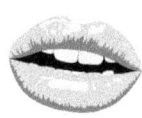

Enfoque en Labios y Mejillas

LABIOS
Hidratante de Labios: _____
Lápiz de Labios: _____
Labial: _____
Gloss: _____

MEJILLAS
Contorno: _____
Bronzer: _____
Rubor: _____
Iluminador: _____

OJOS (Notas Rápidas)
Máscara: _____
Cejas: _____

NOTAS (Enfoque en Labios y Mejillas)
_____
_____
_____

Consejo profesional: "Labios intensos o mejillas luminosas - elige un rasgo para brillar y deja que lidere."
_____
_____

Tus Notas y Fotos de Inspiración

Piensa en esta página como tu espacio de "antes y después". Añade una foto, un boceto o un collage y escribe qué transformó tu look de simple a impresionante.

Preguntas para Reflexionar:

- ¿Cuál fue mi mayor mejora esta vez?
- ¿Probé algo fuera de mi zona de confort?
- ¿Qué reacción obtuve de los demás?

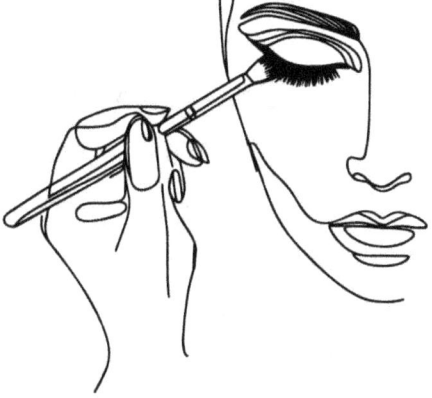

Consejo profesional: *A veces la mejor retroalimentación es cuán seguro te sientes por dentro.*

Guía de Práctica de Maquillaje y Notas

La perseverancia construye la maestría. Algunos días tu look no saldrá como esperabas - y eso está perfectamente bien. Esta página también trata de aprender de esos días.

Cómo Usar Esta Página:
- **Experimenta -** Repite un look que no funcionó antes.
- **Observa** - Nota la diferencia entre los resultados de hoy y los pasados.
- **Mejora -** Ajusta un solo detalle a la vez.
- **Celebra** - El progreso se ve al mirar atrás.

Reflexión y Notas

- ¿Qué mejoró desde el último intento?
- ¿Qué sigue siendo un desafío?
- *¿Qué disfruté más esta vez?*

Consejo profesional: *El crecimiento se nota cuando los errores de ayer se convierten en las fortalezas de hoy.*

_____

_____

_____

_____

_____

_____

Nombre del Look

_____
Noche
Día

Rostro
Hidratante

_____
Corrector

_____
Base

_____
Iluminador / Rubor

_____

Ojos
Cejas

_____
Párpado

_____
Delineado

_____
Cuenca

_____
Máscara

_____

Labios
Perfilador

_____
Color de Labios

_____
Gloss

_____

Notas

Nombre del Look

_____

Noche
Día

Rostro

Hidratante

_____

Corrector

_____

Base

_____

Iluminador / Rubor

_____

Ojos

Cejas

_____

Párpado

_____

Delineado

_____

Cuenca

_____

Máscara

_____

Labios

Perfilador

_____

Color de Labios

_____

Gloss

_____

Notas

Nombre del Look

_____

Noche
Día

Rostro

Hidratante

_____

Corrector

_____

Base

_____

Iluminador / Rubor

_____

Ojos

Cejas

_____

Párpado

_____

Delineado

_____

Cuenca

_____

Máscara

_____

Labios

Perfilador

_____

Color de Labios

_____

Gloss

_____

Notas

Tus Notas y Fotos de Inspiración

Piensa en esta página como tu espacio de "antes y después". Añade una foto, un boceto o un collage y escribe qué transformó tu look de simple a impresionante.

Preguntas para Reflexionar:

- ¿Cuál fue mi mayor mejora esta vez?
- ¿Probé algo fuera de mi zona de confort?
- ¿Qué reacción obtuve de los demás?

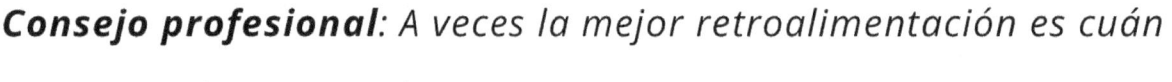

Consejo profesional: *A veces la mejor retroalimentación es cuán seguro te sientes por dentro.*

_____
_____
_____
_____
_____
_____
_____
_____

Guía de Práctica de Maquillaje y Notas

Cada obra maestra comienza con práctica. Usa esta página como tu laboratorio creativo - un espacio seguro para experimentar, probar looks atrevidos y aprender de cada trazo. Cada intento, perfecto o no, te acerca a la maestría.

Cómo Usar Esta Página:
- **Experimenta -** Juega con distintos productos, tonos y texturas.
- **Observa -** Presta atención al difuminado, al equilibrio y a la simetría.
- **Mejora -** Escribe lo que funcionó bien y lo que refinarías la próxima vez.
- **Sé Atrevido -** ¡No te limites! El maquillaje es libertad, no reglas.

Reflexión y Notas:
- ¿Qué nueva técnica exploré hoy?
- ¿Qué parte del look salió mejor?
- ¿Qué podría ajustar para mejorarlo la próxima vez?

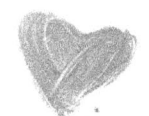

Consejo profesional: *El progreso importa más que la perfección. Cada página que llenas es prueba de tu crecimiento como artista.*

_____

_____

_____

_____

_____

_____

_____

Nombre del Look

_____

Noche
Día

Rostro

Hidratante

_____

Corrector

_____

Base

_____

Iluminador / Rubor

_____

Ojos

Cejas

_____

Párpado

_____

Delineado

_____

Cuenca

_____

Máscara

_____

Labios

Perfilador

_____

Color de Labios

_____

Gloss

Notas

Nombre del Look

_____

Noche
Día

Rostro

_____

Hidratante

_____

Corrector

_____

Base

_____

Iluminador / Rubor

_____

Ojos

Cejas

_____

Párpado

_____

Delineado

_____

Cuenca

_____

Máscara

_____

Labios

Perfilador

_____

Color de Labios

_____

Gloss

_____

Notas

Nombre del Look

_____

Noche
Día

Rostro

Hidratante

_____

Corrector

_____

Base

_____

Iluminador / Rubor

_____

Ojos

Cejas

_____

Párpado

_____

Delineado

_____

Cuenca

_____

Máscara

_____

Labios

Perfilador

_____

Color de Labios

_____

Gloss

_____

Notas

Tus Notas y Fotos de Inspiración

Captura la belleza que creaste hoy. Usa esta página como un diario - una mezcla de imagen, notas y emociones.

Preguntas para Reflexionar:

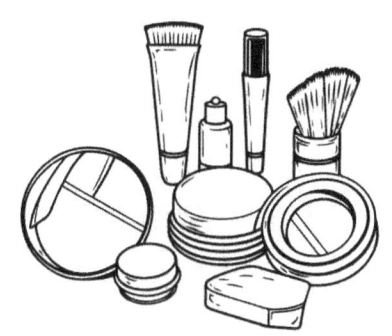

- ¿Qué estado de ánimo expresa este look?
- ¿Cuál fue el producto "héroe" del look?
- ¿Qué aprendí hoy sobre mi estilo?

Consejo profesional: *Tu estilo es un reflejo de tu camino - cada página añade un nuevo capítulo.*

_____
_____
_____
_____
_____
_____
_____
_____

Guía de Práctica de Maquillaje y Notas

Tus manos cuentan tu historia. Cada trazo de brocha deja una huella de tu creatividad, tu gusto y tu crecimiento. Usa esta página para capturarlo.

Cómo Usar Esta Página:
- **Experimenta** - Concéntrate en texturas: mate, brillante, metálico, glossy.
- **Observa** - Nota cómo los acabados cambian todo el look.
- **Mejora** - Registra qué acabados se adaptan mejor a cada ocasión.
- **Refina** - Construye un estilo propio a través de la repetición.

Reflexión y Notas
- ¿Qué textura me impresionó más hoy?
- ¿Qué acabado hizo destacar el look?
- ¿Qué textura mezclaría diferente la próxima vez?

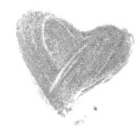

Consejo profesional: *El acabado importa - el mismo color en mate o brillante puede crear dos estilos completamente distintos.*

_____

_____

_____

_____

_____

_____

_____

Nombre del Look

_____

Noche
Día

Rostro

Hidratante

_____

Corrector

_____

Base

_____

Iluminador / Rubor

_____

Ojos

Cejas

_____

Párpado

_____

Delineado

_____

Cuenca

_____

Máscara

_____

Labios

Perfilador

_____

Color de Labios

_____

Gloss

_____

Notas

Nombre del Look

_____

Noche
Día

Rostro

Hidratante

_____

Corrector

_____

Base

_____

Iluminador / Rubor

_____

Ojos

Cejas

_____

Párpado

_____

Delineado

_____

Cuenca

_____

Máscara

_____

Labios

Perfilador

_____

Color de Labios

_____

Gloss

Notas

Nombre del Look

_____

Noche
Día

Rostro

Hidratante

_____

Corrector

_____

Base

_____

Iluminador / Rubor

_____

Ojos

Cejas

_____

Párpado

_____

Delineado

_____

Cuenca

_____

Máscara

_____

Labios

Perfilador

_____

Color de Labios

_____

Gloss

Notas

Tus Notas y Fotos de Inspiración

Captura la belleza que creaste hoy. Usa esta página como un diario - una mezcla de imagen, notas y emociones.

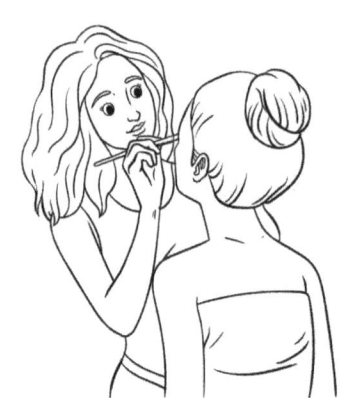

Preguntas para Reflexionar:

- ¿Qué estado de ánimo expresa este look?
- ¿Cuál fue el producto "héroe" del look?
- ¿Qué aprendí hoy sobre mi estilo?

Consejo profesional: Tu estilo es un reflejo de tu camino - cada página añade un nuevo capítulo.

_____
_____
_____
_____
_____
_____
_____
_____
_____

Guía de Práctica de Maquillaje y Notas

El viaje nunca termina. Esta página es otro paso en tu evolución artística. Tómala como un recordatorio de que cada nuevo look es un nuevo comienzo.

Cómo Usar Esta Página:
- **Experimenta** - Intenta recrear el look de una celebridad o influencer.
- **Observa** - Compara tu versión con la foto de inspiración.
- **Mejora** - Encuentra maneras de adaptar el look a tus rasgos únicos.
- **Diviértete** - Recuerda por qué empezaste: la alegría de la creatividad.

Reflexión y Notas
- ¿Quién inspiró mi look hoy?
- ¿Qué parte coincidió mejor con la inspiración?
- ¿Cómo lo hice mío?

Consejo profesional: *La inspiración es solo una chispa - tu arte es la llama.*

_____

_____

_____

_____

_____

_____

Nombre del Look

_____

Noche
Día

Rostro

Hidratante

_____

Corrector

_____

Base

_____

Iluminador / Rubor

_____

Ojos

Cejas

_____

Párpado

_____

Delineado

_____

Cuenca

_____

Máscara

_____

Labios

Perfilador

_____

Color de Labios

_____

Gloss

Notas

Nombre del Look

_____

Noche
Día

Rostro
Hidratante

_____

Corrector

_____

Base

_____

Iluminador / Rubor

_____

Ojos
Cejas

_____

Párpado

_____

Delineado

_____

Cuenca

_____

Máscara

_____

Labios
Perfilador

_____

Color de Labios

_____

Gloss

Notas

99

Nombre del Look

_____

Noche
Día

Rostro

Hidratante

_____

Corrector

_____

Base

_____

Iluminador / Rubor

_____

Ojos

Cejas

_____

Párpado

_____

Delineado

_____

Cuenca

_____

Máscara

_____

Labios

Perfilador

_____

Color de Labios

_____

Gloss

_____

Notas

Tus Notas y Fotos de Inspiración

Esta página es tu galería creativa. Úsala para seguir tu progreso, capturar tus looks favoritos y reflexionar sobre tu camino.

Añade selfies, fotos de inspiración o recortes para dar vida a tus diseños.

Preguntas para Guiarte:
- ¿Qué inspiró este look?
- ¿Qué productos o colores funcionaron mejor?
- ¿Qué haría diferente la próxima vez?
- ¿Cómo me sentí mientras creaba este maquillaje?

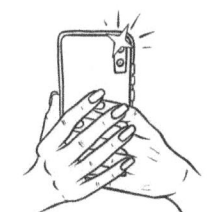

Consejo profesional: *Imprime un selfie, una polaroid o incluso un recorte de revista y pégalo aquí. ¡Compara tu face chart de práctica con el resultado real!*

Guía de Práctica de Maquillaje y Notas

Cada obra maestra comienza con práctica. Usa esta página como tu laboratorio creativo - un espacio seguro para experimentar, probar looks atrevidos y aprender de cada trazo. Cada intento, perfecto o imperfecto, te acerca a la maestría.

Cómo Usar Esta Página:
- **Experimenta -** Juega con distintos productos, tonos y texturas.
- **Observa -** Presta atención al difuminado, al equilibrio y a la simetría.
- **Mejora -** Escribe lo que funcionó bien y lo que refinarías la próxima vez.
- **Sé Atrevido -** ¡No te limites! El maquillaje es libertad, no reglas.

Reflexión y Notas:
- ¿Qué nueva técnica exploré hoy?
- ¿Qué parte del look salió mejor?
- ¿Qué podría ajustar para mejorarlo la próxima vez?

Consejo profesional: *El progreso importa más que la perfección. Cada página que llenas es prueba de tu crecimiento como artista.*

_____

_____

_____

_____

_____

_____

_____

Estilo de Maquillaje: _____ Tipo: _____
Base: _____ Duración: _____
Polvos: _____ Fecha: _____
Rubor: _____ Artista: _____
Contorno: _____ Evento: _____

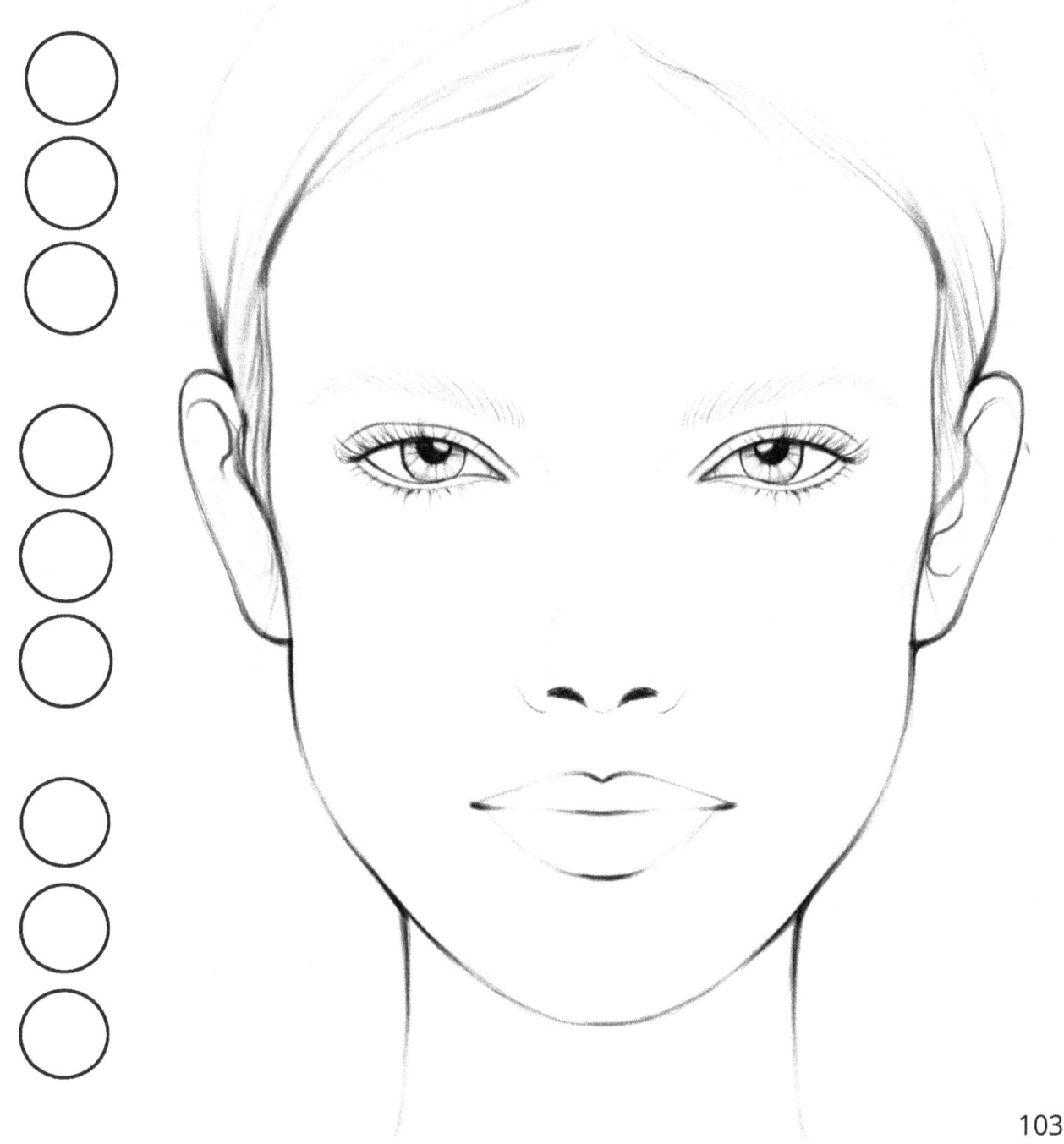

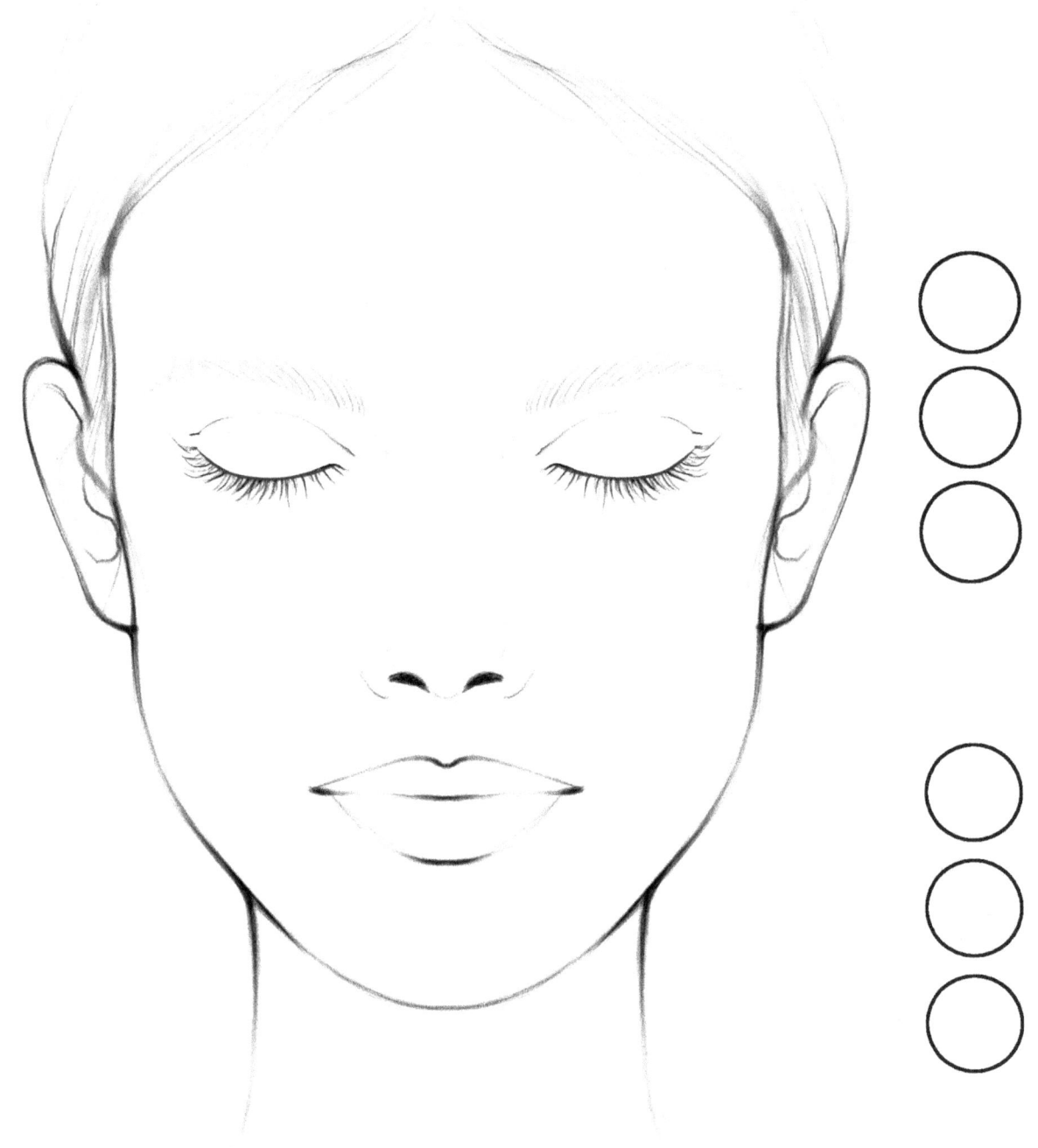

Estilo de Maquillaje: _____ Tipo: _____
Base: _____ Duración: _____
Polvos: _____ Fecha: _____
Rubor: _____ Artista: _____
Contorno: _____ Evento: _____

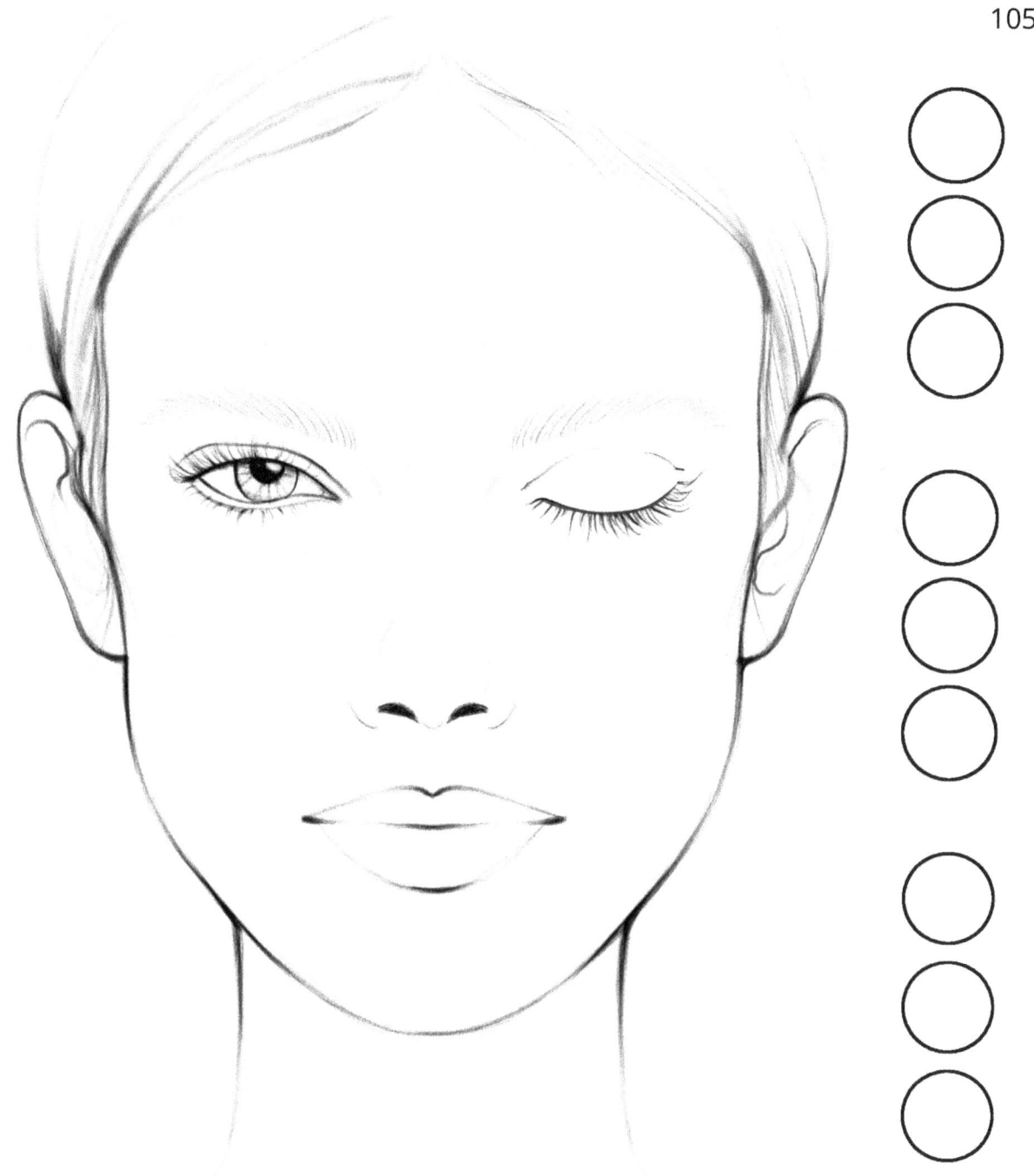

Estilo de Maquillaje: _____ Tipo: _____
Base: _____ Duración: _____
Polvos: _____ Fecha: _____
Rubor: _____ Artista: _____
Contorno: _____ Evento: _____

Estilo de Maquillaje: _____ Tipo: _____
Base: _____ Duración: _____
Polvos: _____ Fecha: _____
Rubor: _____ Artista: _____
Contorno: _____ Evento: _____

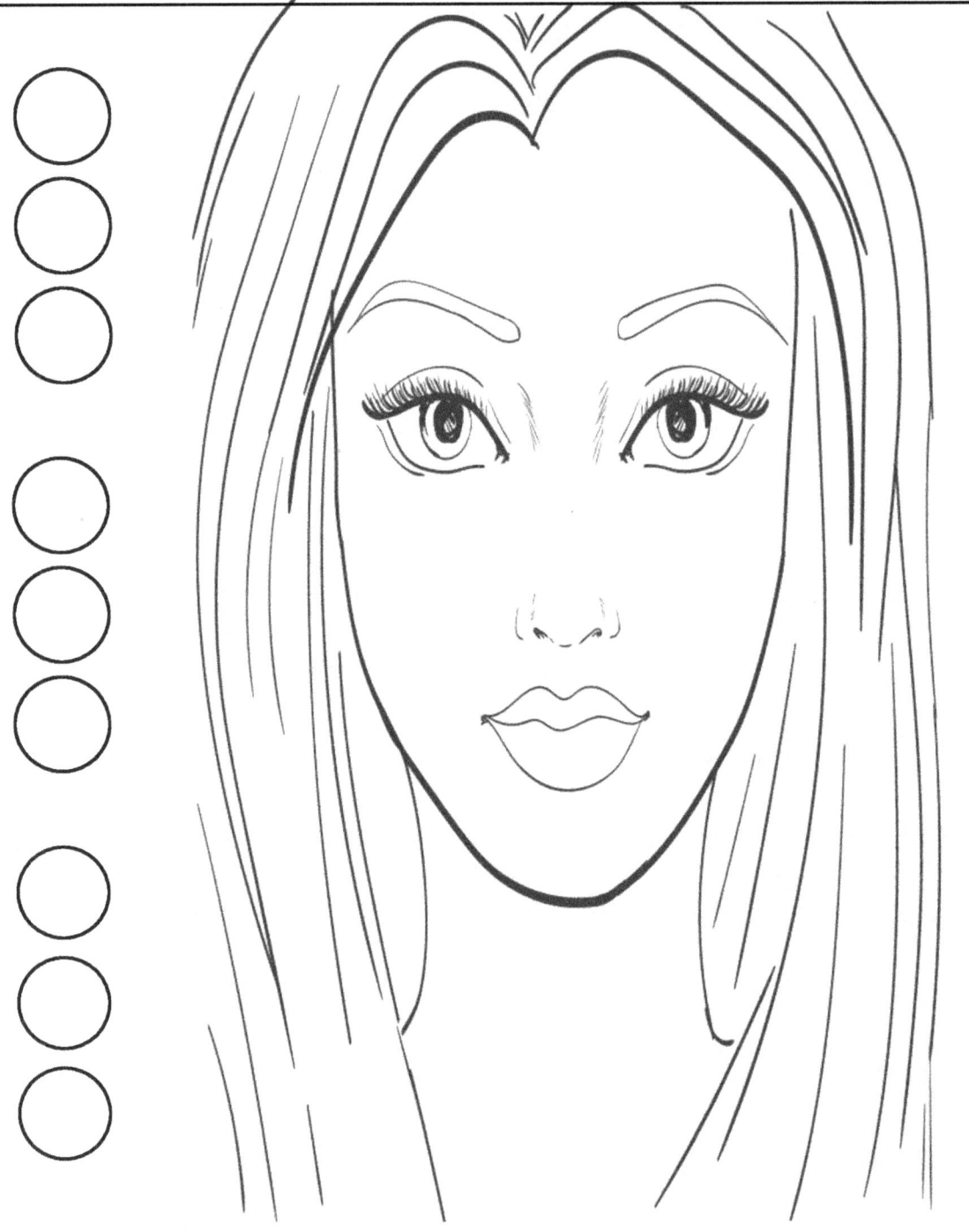

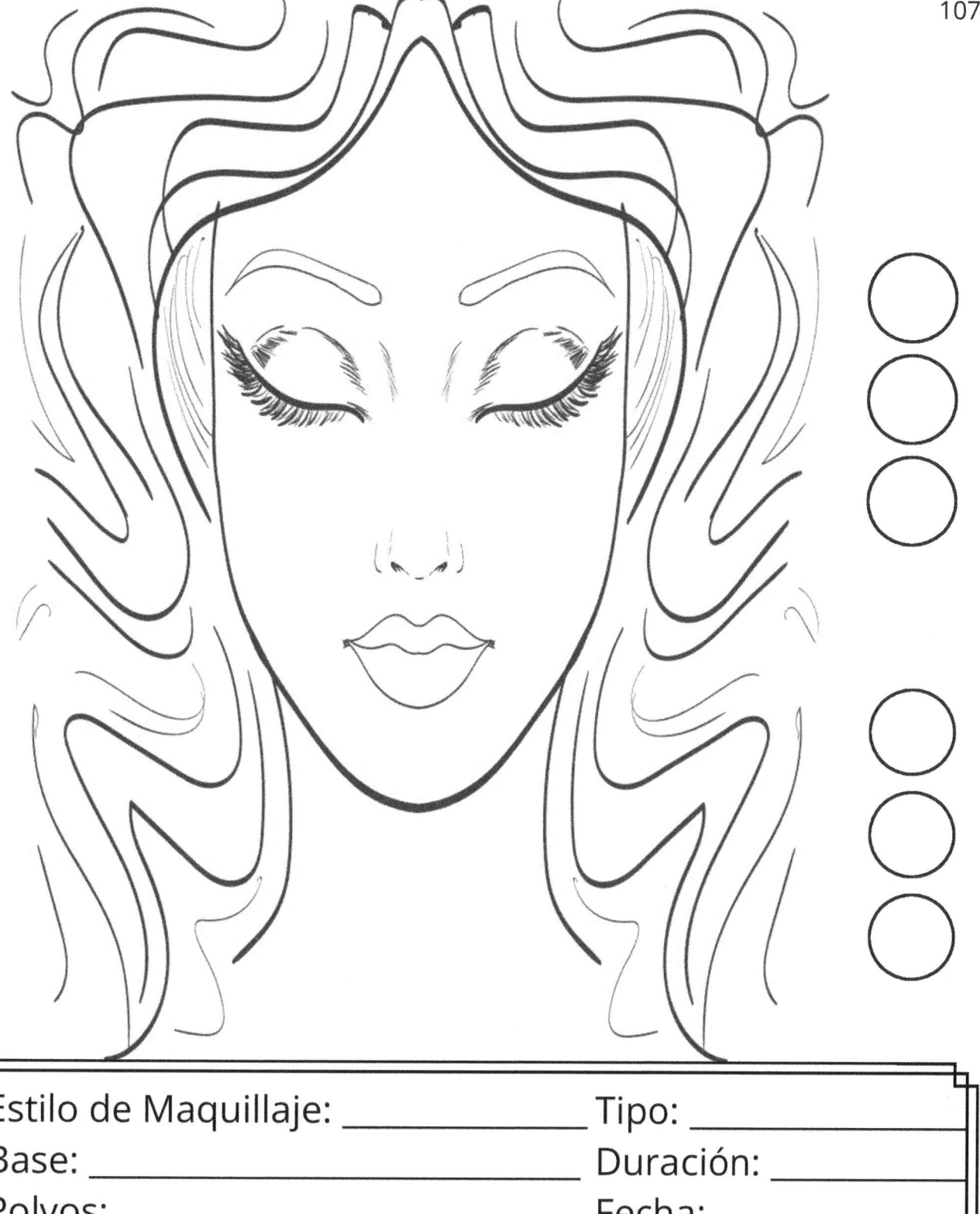

Estilo de Maquillaje: _____ Tipo: _____
Base: _____ Duración: _____
Polvos: _____ Fecha: _____
Rubor: _____ Artista: _____
Contorno: _____ Evento: _____

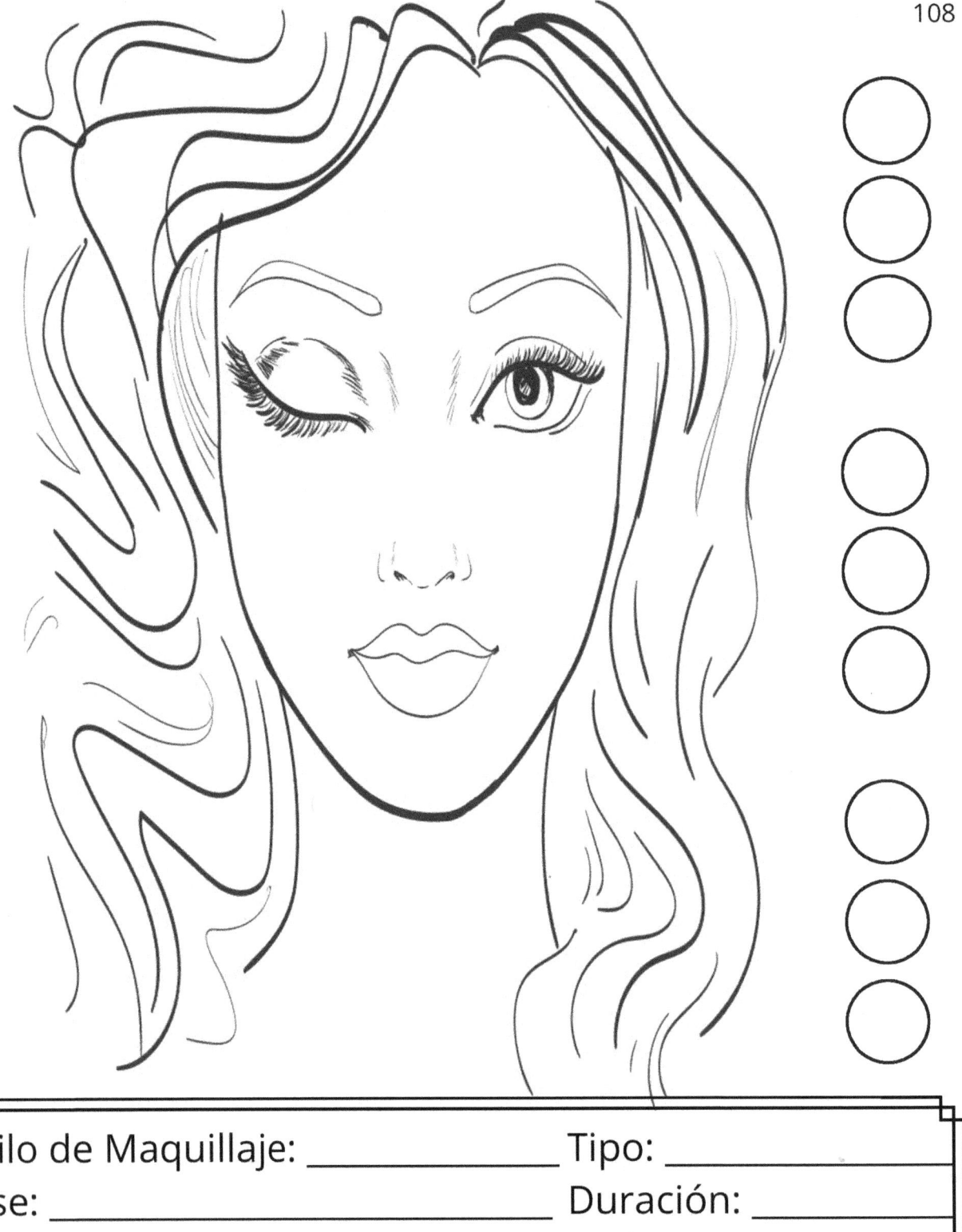

Estilo de Maquillaje: _____ Tipo: _____
Base: _____ Duración: _____
Polvos: _____ Fecha: _____
Rubor: _____ Artista: _____
Contorno: _____ Evento: _____

Checklist del Artista de Maquillaje

Todo artista necesita las herramientas adecuadas. Usa esta lista de verificación para llevar un control de tus productos esenciales de maquillaje. Marca las casillas a medida que construyes tu kit y añade tus imprescindibles al final.

Productos para el Rostro
- Prebase
- Base
- Corrector
- Polvos Fijadores
- Rubor
- Bronzer
- Iluminador

Ojos
- Lápiz / Gel para Cejas
- Paleta de Sombras
- Delineador
- Máscara
- Pestañas Postizas y Pegamento
- Prebase de Ojos

Labios
- Perfilador de Labios
- Labial
- Gloss / Bálsamo

Herramientas y Brochas
- Brocha / Esponja para Base
- Brocha de Polvos
- Brocha de Rubor
- Brocha de Difuminar
- Brocha para Delineador
- Brocha de Labios
- Rizador de Pestañas

Preparación de la Piel
- Limpiador
- Hidratante
- Protector Solar
- Tónico / Esencia
- Contorno de Ojos

_____

_____

_____

Mis Productos Favoritos

"¡Esta página es solo para ti! Escribe tus productos imprescindibles - aquellos sin los que no puedes vivir. Desde tu base infalible hasta tu labial favorito, crea tu lista personal de tesoros de belleza."

- Base que más me gusta:

- Paleta de sombras favorita:

- Mejor labial para el día a día:

- Mi iluminador favorito:

- Brocha/Herramienta esencial:

_____
_____
_____
_____
_____
_____
_____
_____
_____

Mi Diario Personal de Maquillaje

Un pequeño espacio para la reflexión final.

Has llegado al final de este cuaderno de práctica - pero en realidad, este es solo el comienzo de tu viaje como artista de maquillaje. Usa esta página para capturar tus pensamientos, aprendizajes y metas futuras:

- Lo que he aprendido:

- Mis looks favoritos:

- Mis próximos objetivos como artista de maquillaje:

"Cada rostro que maquillas es un nuevo lienzo. Sigue aprendiendo, sigue creando, sigue brillando."

_____
_____
_____
_____
_____
_____
_____
_____
_____

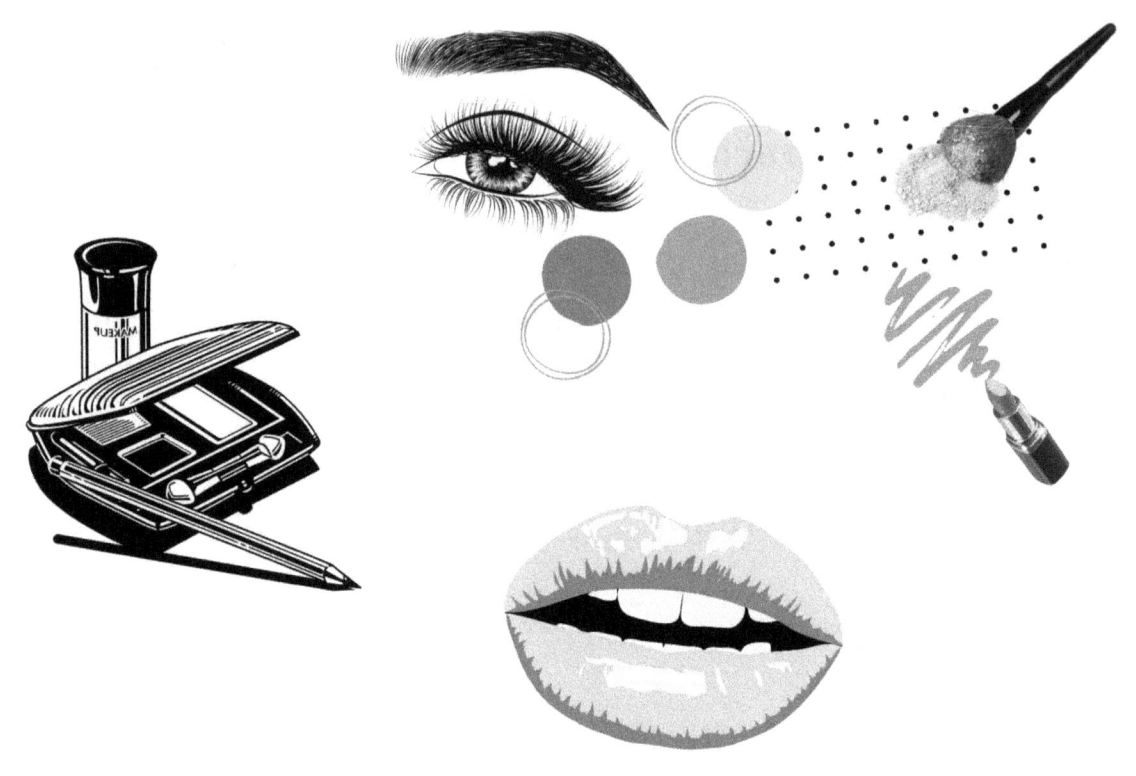

Artista de Maquillaje

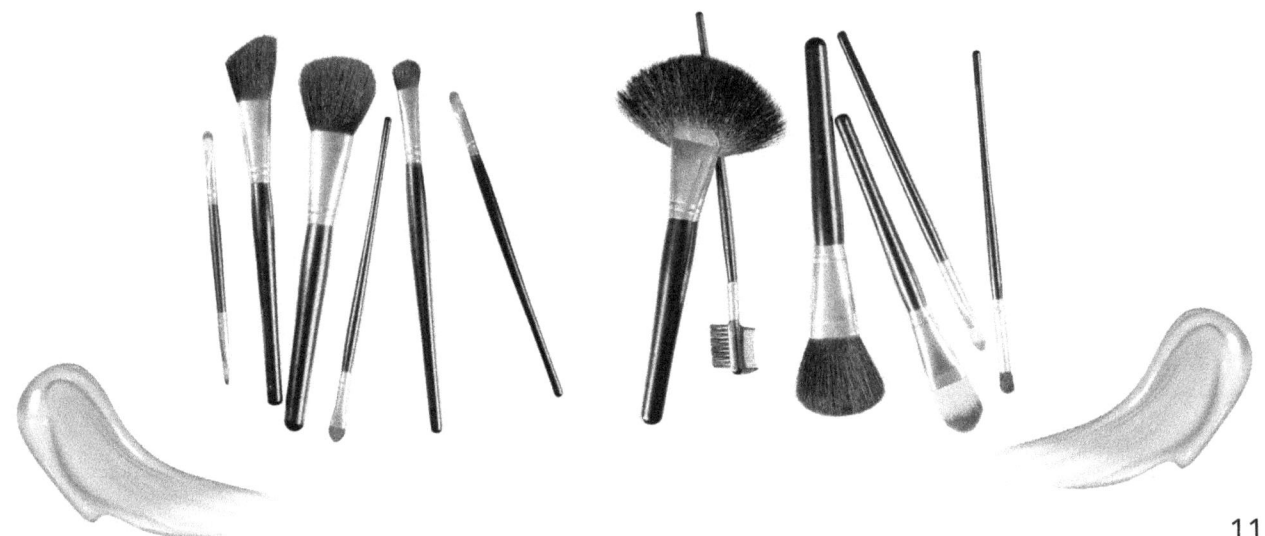

¡Felicidades!
¡Lo Lograste!

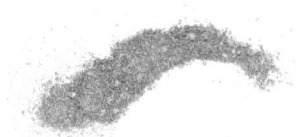
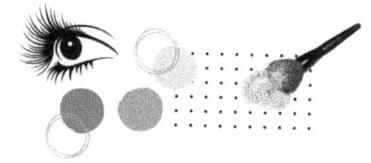

¡Felicidades, Artista Hermosa!

Has llegado a las páginas finales de este cuaderno de práctica de maquillaje, lo que significa que invertiste tiempo, energía y creatividad en convertirte en la mejor versión de ti misma como artista. Ya sea que comenzaras como principiante o ya tuvieras experiencia, cada face chart que completaste y cada nota que escribiste fue un paso adelante en tu camino.

El maquillaje es más que productos y brochas. Se trata de expresión, práctica y pasión. Cada página que completaste te acercó más a dominar nuevas técnicas y descubrir tu propio estilo único.

Recuerda: el crecimiento viene con la constancia. Sigue experimentando, sigue explorando y, sobre todo, ¡sigue divirtiéndote con tu arte!

¡Nos Encantaría Escucharte!

Tus comentarios significan el mundo para nosotros. Si este cuaderno te inspiró o te ayudó, por favor dedica un momento a compartir tu reseña. No solo nos anima, sino que también ayuda a que otros amantes del maquillaje descubran este libro y comiencen su propio camino.

Cuéntanos cómo este libro apoyó tu creatividad, ¡nos encantaría conocer tu historia!

Gracias por ser parte de esta aventura creativa.
¡Sigue practicando, sigue brillando y nunca dejes de explorar tu potencial artístico!

Niky Jadesson

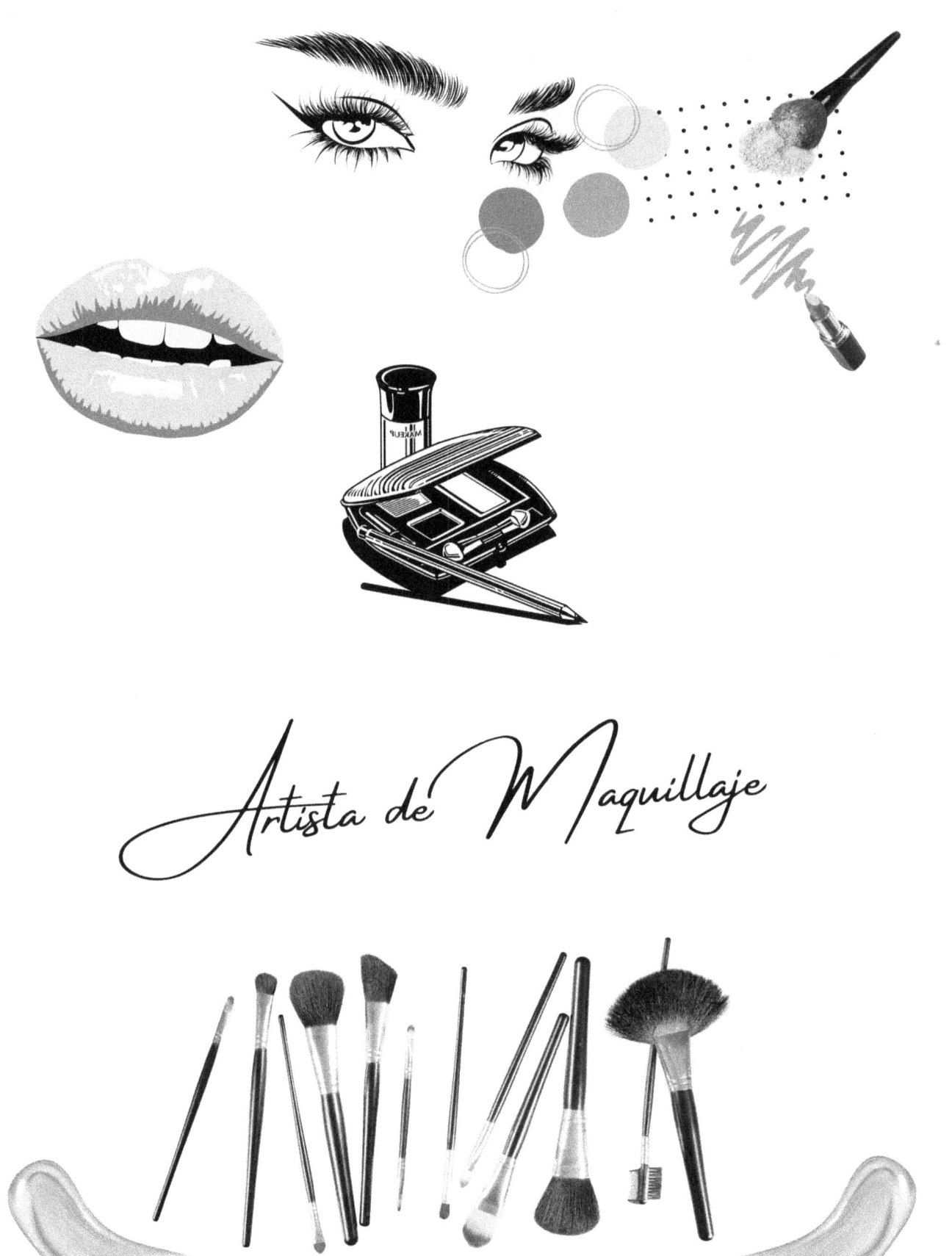

Artista de Maquillaje

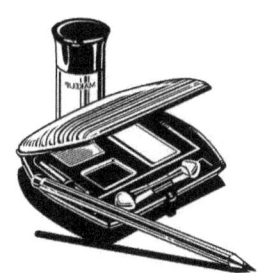 # ¡Gracias!
(mensaje final)
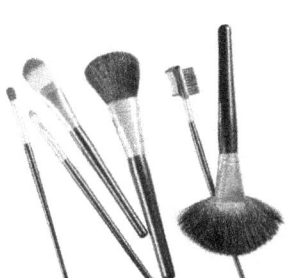

¡Gracias por estar aquí!

Esperamos que hayas disfrutado este cuaderno de práctica y que lo hayas encontrado inspirador, práctico y divertido de usar.

¡Tu apoyo significa el mundo para nosotros!
Como proyecto de publicación independiente, cada reseña, palabra amable o sugerencia nos ayuda a seguir creando más herramientas para aspirantes a artistas de maquillaje como tú.

Si deseas compartir comentarios, sugerencias o simplemente saludar, nos encantaría saber de ti:
nikyjadesson@gmail.com

También puedes encontrar más diseños y variaciones de este cuaderno buscando **Niky Jadesson** en tu plataforma de librería favorita.

¡Gracias nuevamente por ser parte de este viaje creativo!

**¡Que tu arte siga brillando y creciendo
con cada nuevo look que crees!**

Niky Jadesson

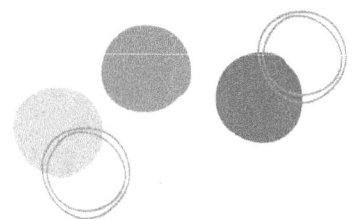
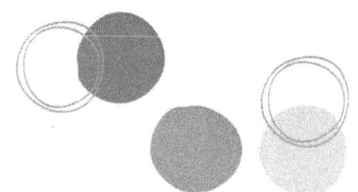

¡GRACIAS POR ELEGIR ESTE LIBRO!

Valoramos profundamente el tiempo, esfuerzo y pasión que has puesto en usar este cuaderno. Tu creatividad es lo que nos inspira a seguir creando recursos que fomenten el crecimiento, la confianza y la autoexpresión.

¡Nos encantaría conocer tu opinión!

Si encontraste útil este libro, tu reseña significaría muchísimo - ayuda a que otros amantes del maquillaje descubran este recurso y apoya nuestra misión de crear más.

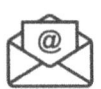

No dudes en escribirnos a:
nikyjadesson@gmail.com

¿Quieres explorar más?

Puedes encontrar otros diseños y variaciones buscando
Niky Jadesson Libros en línea.

Gracias nuevamente - y lo más importante,
¡sigue practicando, sigue brillando y sigue creando!

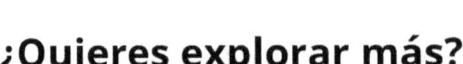

Sobre la Autora

Niky Jadesson es una autora y diseñadora creativa apasionada por combinar educación con imaginación.

Con amor tanto por el arte como por la autoexpresión, crea libros que ayudan a los lectores a explorar su creatividad, desarrollar nuevas habilidades y disfrutar del proceso en el camino.

Su inspiración proviene de la alegría del aprendizaje, la belleza de la transformación y la chispa de confianza que llega con la práctica.

Cuando Niky no está escribiendo o diseñando nuevos proyectos, disfruta del tiempo en la naturaleza, de tomar té y de imaginar nuevas formas de hacer que el aprendizaje y la creatividad sean más divertidos.

Su misión es simple: inspirar y empoderar a las personas para expresarse, una página a la vez.

Puedes descubrir más de sus libros buscando **"Niky Jadesson Libros"** en línea.

Glosario de Términos de Maquillaje
(con equivalentes en inglés)

- **Prebase (Primer)** - Producto base que suaviza la piel y ayuda a que el maquillaje dure más tiempo.
- **Base (Foundation) -** Producto que unifica el tono de la piel y crea una base uniforme.
- **Corrector (Concealer)** - Se usa para cubrir imperfecciones, ojeras o manchas.
- **Polvos Fijadores (Setting Powder)** - Polvo aplicado para sellar la base y reducir el brillo.
- **Rubor (Blush) -** Aporta un rubor natural de color a las mejillas.
- **Bronzer** - Aporta calidez al tono de la piel y crea un efecto bronceado.
- **Iluminador (Highlighter)** - Da brillo a puntos altos del rostro como pómulos, arco de la ceja y nariz.
- **Contorno (Contour) -** Tonos oscuros aplicados para esculpir y definir los rasgos faciales.
- **Lápiz/Gel para Cejas (Brow Pencil/Gel) -** Productos usados para rellenar y definir cejas.
- **Sombra de Ojos (Eyeshadow) -** Polvo o crema pigmentada aplicada en los párpados para color y profundidad.
- **Delineador (Eyeliner) -** Define los ojos con fórmulas en lápiz, líquido o gel.
- **Máscara (Mascara)** - Oscurece, alarga y da volumen a las pestañas.
- **Pestañas Postizas (False Lashes)** - Pestañas sintéticas o naturales aplicadas con adhesivo para mayor dramatismo.
- **Prebase de Ojos (Eye Primer)** - Producto base para párpados que intensifica y prolonga la duración de la sombra.

Glosario de Términos de Maquillaje
(con equivalentes en inglés)

- **Delineado de Gato (Winged Eyeliner) -** Delineado extendido hacia afuera en forma de ala para un efecto llamativo.
- **Smokey Eye -** Look de sombras oscuras difuminadas que crea profundidad e intensidad.
- **Perfilador de Labios (Lip Liner) -** Lápiz usado para perfilar y dar forma a los labios.
- **Labial (Lipstick) -** Producto con color que aporta pigmento y textura a los labios.
- **Gloss -** Producto brillante, a veces con color, que da un acabado luminoso.
- **Spray Fijador (Setting Spray) -** Bruma aplicada al final del maquillaje para fijarlo todo en su lugar.
- **Difuminado (Blending) -** Proceso de suavizar las líneas entre colores para un acabado uniforme.
- **Cut Crease -** Técnica de sombras que define la cuenca con tonos contrastantes para un efecto dramático.
- **Look Natural (Natural Look) -** Estilo de maquillaje suave y sutil que realza rasgos sin aplicación intensa.
- **Glamour de Alfombra Roja (Red Carpet Glam) -** Estilo glamuroso y atrevido diseñado para ocasiones especiales.

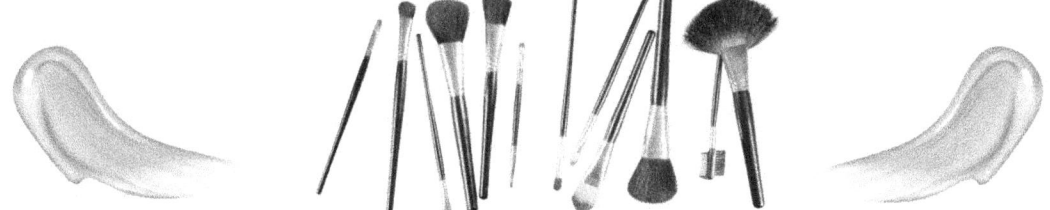

www.ingramcontent.com/pod-product-compliance
Lightning Source LLC
Chambersburg PA
CBHW081200020426
42333CB00020B/2576